こうして治った
変形性股関節症

松本 由美子

東京図書出版

はじめに

私は末期の変形性股関節症。
整形外科のドクターは「人工股関節全置換術しか治す方法はない」という。
でも、手術はしたくない。
うまくいかなかったら……、手術前より悪くなったら……そう思うと決断できない。

強い痛みは感じていないけれど、歩くと左に傾く感じで足を引きずる。
跛行《はこう》（体を揺らして歩くこと）は私の最大の悩み。
痛みがあまりないのに、何で私はこんな歩き方をするんだろう？
何とか治したい。普通に歩きたい。
手術しないで治す方法はないだろうか。どこかに治してくれる人がいないだろうか。

悪くなったり良くなったりを繰り返しながら私の脚はジグザグの坂道を徐々に下りるように悪くなってきている。多分、その坂道の下に手術という道が待っているのだろう。
それでも望みを捨てていない。

治してくれる人が必ずどこかにいるに違いない……と。

――ごく初期の症状から25年――


素晴らしいドクターに出会った。

ナビゲーション手術の説明。

「治る！」と確信、手術を決断。

「よかった、手術して」

「よかった、菅野伸彦先生に手術していただいて」

今、心からそう思っている。


私が歩いてきた道はもしかしたら誰かが歩いてきた道、歩いている途中の道かもしれない。

手術以外に治す方法を必死に探してきた私だったが、最後にたどり着いたのは両側同時人工股関節手術だった。私の経験が誰かの参考になると嬉しいと思う。

そして「人工股関節手術は何処の病院に行っても、どのドクターでも問題なく完璧に治ります」、そんな言葉が聞けるようになり患者が安心して受けられる手術になることを願い、また変形性股関節症で困っている人が少なくなることを願って……。

ゆうき指圧　大谷内輝夫先生からいただいたコメント

２０１６年3月、春の訪れを感じるころ当院に来院していただきました。
一度拝見しただけで松本さんの場合、手術をしていただいた方がよいと感じました。

松本さんとの話の中で、もし、失礼なたとえですが、私の家内でしたら手術してもらいますといったお話をしたことを覚えております。そして複数の手術の上手な先生方をご紹介させていただき、その先生方の中からご自分で選ばれた方が大阪大学の菅野伸彦先生でした。いったん手術を決められたのちは積極的に手術前リハビリに取り組まれ、術後のリハビリ担当者からもすごい！　といったお言葉をいただいたというふうに聞いております。

私どもがお伝えしたいのは、現在の股関節手術は決して怖い恐ろしいといったものではありません。特にナビゲーション手術の開発者である菅野伸彦教授におかれましては手術における不安及び結果におきましても全く心配はないと考えております。

現在の状態が手術の延期に繋がらないと判断された場合には、なるべく早く手術をしていただき不安のない明るい人生を歩んでいただくことをお勧めします。

ゆうき指圧　大谷内輝夫

こうして治った変形性股関節症◇目次

第1章

突然の痛み

１９９1年春　25年前

その痛みは突然やってきた。

長く運動から離れていた私は、たまたまヨガ教室の案内を見つけ、ルンルン気分でクラスに参加。

「アレ？　私って体が硬いんだなあ。皆と同じほど開脚できない」とクラスの初日に思った。

37歳の時だ。


翌朝……歩くと左脚の付け根に細い針の先でピッと突いたような軽い痛み。

左足が着地すると左脚付け根（前）にピッと刺すような痛みを感じ、また左足が地面を踏むとピッと痛む。細い針の先で突いたようなシャープな軽い痛みがほんの一瞬する。

運動した時にどこかの筋肉か筋を痛めたのかな？　と思ったが、まさかそれが25年間も続く股関節の悩みの最初の症状だとは思わなかった。

手術しないと歩けなくなりますよ

その年の秋、健康診断で訪れた病院でついでにこの痛みのことを話すと、健康診断後に整形外科に行くよう言われ軽い気持ちで受診。

後日その時のX線検査結果を聞きに行き、私は初めて両側の股関節が臼蓋形成不全（大腿骨頭の受け皿の部分が浅い）であることを知った。

案内された部屋の大きさに驚いたが、そこにゾロゾロ入ってきた白衣の研修生たちにはもっと驚いた。さらに前方スクリーンに巨大に映し出されたX線写真を見ながらのドクターの話はもっともっとショックだった。

「先天性なのかどうかわかりませんが……骨がずれています。手術した方が良いでしょう。左股関節の部分の骨を切ってズレを治します。手術して治るまで6カ月入院。右脚は今痛んでいなくてもいずれ同じようになるでしょう。左脚が治ってから右脚も手術します。右も治るまで6カ月の入院です」

レントゲン写真を見た限りではピッとした軽い痛みの原因がどこにあるかはわからない……という。それなのに手術のため入院だという。片方だけでなく今何ともないもう片方も続けて手術。片側の脚で6カ月、治ってからもう片側の手術で更に6カ月入院？

突然そのように言われても子供がいるのに、そんなに長期間入院することなど考えられることではなかった。痛みも殆ど感じてはいないというのに。

運動で治すことは出来ないか、水泳などはどうか？　と必死で聞いた。

ドクターはフフンと笑みを浮かべ、「君、それは無理だよ。手術以外の方法はない。手術しないといずれ歩けなくなりますよ」と言った。

そして後ろにズラッと並ぶ白衣の研修生たちに向かい、「これを見て君どう思うかね？」と質疑応答を始めた。まるで私は存在していないかのように。


たいした痛みではないのに、X線写真には臼蓋形成不全以外、何も写っていないというのに手術だなんて……。

小学校時代の運動会ではリレーのアンカーで走っていた私。脚が悪いなんてとても信じられない。歩けなくなるなんて考えられない。そんなにひどい状態とは思えない。

せめて「手術しない場合はこんな方法がありますよ」と運動や治療院を教えてくれたらどんなに嬉しかっただろう。

この時から私は整形外科を避けるようになった。

整形外科に行ったら手術の事を言われる……と思うと、整形外科の前は足早に通るようになった。

しかし、何とかしなければ……。

図書館、本屋で股関節の事を調べ、運動の仕方を調べ……。何しろ、股関節がどこに、どんな形であるかも正確には知らないのだから調べなければならないことはいっぱいあった。

何かあるはず……つい数カ月前までは何ともなかったのだから……運動でほんのちょっと筋がズレたに違いない。手術なんかしなくても治す方法があるはず……。

ピッとした痛みさえなくなれば……絶対に何かで治すことが出来るはず……と思いつつ、何をすればいいのかわからなかった。どこに行けば治してもらえるのかもわからなかった。

手術はしたくない……といって本当に手術しないでいても良いのかどうか……それも不安だった。

たまたま相談した所で、「今、感じている痛みが10として、手術したら3とか2になったら手術して良くなったと思うかもしれないけれど、例えば3の痛みで手術して2の痛みになった時どう感じるか？　もしかしたら良くなったとは思えないのではないか？　今感じている痛みがどのくらいかで手術を考えても良いのではないか？」と言われた。

この言葉はとても有難かった。手術はしなくても大丈夫と思えた。

私が感じていた痛みは１にも満たなかったのだから。

その小さな痛みは次第に気にならなくなっていった。ただ日々忙しかったからかもしれないが。

第2章

アメリカに引っ越し、治療

忙しい日々

１９９３年春、主人の転勤でアメリカに引っ越しすることになった。

引っ越し荷物の片付け、子供たちのアメリカ現地校への入学手続き、土曜日だけの日本人学校への手続き、州の運転免許証を取り、車も買って、アメリカでの生活が始まった。

子供たちのそれぞれの学校への送り迎えや習い事、友達との遊びの約束など全て車での送迎が必要なので3人分をこなす1日は分刻みに忙しかった。

ピッとした痛みのあった左脚付け根だったが、いつの間にかその針で刺したような痛みはなくなっていた。時折疲れと一緒に重だるさが左の股関節の外側あたりに残ることがあったが、家族でディズニーランドに行き入場門から子供たちと走って、「１００人抜きーーー」とばかりに沢山の人を追い抜き目的の乗り物に駆け込むことは可能だった。

アメリカで初めてのカイロプラクティック

強い痛みを感じることはなく歩行に不自由を感じることもない。ただ疲れた時、左股関節外側に重だるさを感じることが多くなったので、もしかしたら悪化しているのかもしれない……と思った。最初のピッとした痛みから10年ほどが経っていた。

初めて（アメリカで）カイロプラクティックに行こうと思った。

カイロプラクティック、その軽やかな言葉の響きを聞いただけであちこちの悩みが消え去るような気がし、重だるさもすぐに良くなるに違いないと思った。

初日にレントゲンを撮り、その後診察台で脚を上げたり下げたりの運動を少し。カイロの先生は重たいアイロンのような感じの電気器具を背骨に沿ってかけた。

2回目も同様の治療をしたが、重だるさは全く変化なし。

初日に撮ったレントゲン結果はどうだったんだろうか？　こちらから聞いてみた。

「大丈夫。大したことはありません」とニコヤカに言ったが、詳しい説明はなかった。

「実は左脚は日本にいた時手術を勧められたんです」と私が言うと、カイロの先生は急に慌てて部屋を出て行ってしまった。

別室に呼ばれ、レントゲン写真を見ながら話をしてくれたのは別の人だった。

「彼（カイロの先生）は、あなたが小さい頃に何か股関節の病気をして骨頭部分が壊死したのではないかと言っていますよ」と。

骨頭が壊死？

信じられない言葉に当惑と不信感と。

日本にいた時手術を勧められたので、アメリカでも整形外科に行けば「手術しかありません」と言われるだろうと思うと病院に行く気持ちにはなれなかった。

フィットネスクラブのサイクリングクラス

フィットネスクラブが家の近くに出来、会員を募集している広告が入った。ラッキー。脚の不調はこれで治すぞ……と気合を入れた。

朝5時からオープンのそのフィットネスクラブには近所のアメリカ人夫婦がセッセと通い、韓国人の友達夫婦も揃って出かけて行く。朝の仕事前の時間、ランチの後、仕事が終わった夕方から夜にかけて利用する人も多くなかなかの人気だ。

大きなプールとジャグジーの他、ランニングマシーン、エアロバイク、ステップマシーンなどと筋力トレーニング用の多種類のトレーニングマシーンを装備しているので、どれを使おうかと迷ってしまうほど充実している。ヨガやキックボクシング、エアロビクス、サイクリングなど各種の運動プログラムも揃い、自由に参加することが出来た。

入会初日にサイクリングのクラスに参加。キックボクシングは大変そうだがサイクリングは気楽かも……と軽い気持ちで。

サイクリング専用の部屋にはマシーンが30台ほど並び、人気があるのか全てが占領されていた。私のすぐ前の女性がその1台を点検しつつ気軽に声を掛けてきた。

サイクリングウエアをカッコよく着こなした75歳の女性。今までにも何回もこのクラスに参加しているそうだ。そう思って見まわすと、私のようにTシャツを着ている人などあまりいない。

時間ピッタリに颯爽とインストラクターが登場。途端にクラスにピリッとした空気が流れた。ただペダルを踏んでいればいいだろう……なんて気楽に思って参加した私は、そのハードさに驚き、そして後悔した。

軽快な音楽は部屋中にガンガン鳴り響き、インストラクターのテキパキとした指示がバンバン飛んでくる。皆のペダルがグルグル回る。更にスピードが上がる。

立って思い切りこいでーーー。座ってこいでーー。中腰ーーー。もっとーーーーー。

ギアーチェンジーー、中腰でーーー。もっと速くーー。

だんだん皆のこぐスピードについていけなくなり、ギアチェンジも中腰のスタイルも出来ないほどに脚が疲れてペダルをこぎ続けることが出来なくなってきた。

他の人の汗が飛び散ってきそうな中、コソコソと部屋を出て行くわけにもいかず。

こうなったらインストラクターの視線を避けなければ……。

頭を低くし、さりげなく前の男性の背中に身を隠し、ヒーコラヒーコラと遅れがちにペダルを踏んだ。フッと頭を上げたらインストラクターが隙間からこちらを見ているではないか。ヤバッ。慌ててピッチを上げた。

皆が汗ビチョになりながらペダルをこぐ中、私は「アー、早く終わりますように……」と時計だけを気にしていた。


ハァー、やっと終わった……とバイクを降りたら……アラぁー、歩けない。動けない。

その私の横を先ほどの女性が「2回目からは慣れるわよ。バーーーーイ」と軽やかに通り過ぎて行ったのだった。やっとのことで外に出た私はフラフラになりながら家へ。

太腿の筋肉痛は特別ひどく階段を下りるのがとてつもなくキツイ。

その後はクラスには参加せずトレーニング用のマシーンを使ってゆっくり、マイペースで運動するようにした。

でもこういう運動はちょっとさぼって行かなくなるとズルズルと休んでしまい、本当に行かなくなってしまうのよね。

I got hip surgery.

トールペイントで一緒のアンが最近クラスに来ていない。どうしたのかな？　と思っていたある日のこと。

久しぶりにアンの落ち着いた話し声が聞こえてきた。

"I got hip surgery."

ン？　アンがオシリの手術をしたって？

よく聞いてみたらhip jointの手術の事だった。

彼女は股関節の手術をしたのだそうだ。アンは歩き方がゆっくりしているなあ……とは思っていたが股関節が悪かったなんて知らなかった。勿論痛みがあったなんて知らなかった。

アンは時折私の方をチラッチラッと見ながら話をしている。

私はクラスの誰にも自分の股関節が悪いことは話していない。皆にわからないように気を付けて歩いているので誰も私の股関節が悪いことには気付いていないと思っていた。

でも後で考えてみると彼女は知っていたんだ。私の左股関節が悪いことを。

二つ目のカイロプラクティック

ブルブル振動する大型体重計のようなマシーンに乗り、持ち手に掴まって20分屈伸運動をするのがそこでの主な治療。残りの10分ほどは診察台に仰向けに寝て、足を曲げたり伸ばしたりの運動をしてくれる。

カイロと言ってもいろいろな治療があるんだなあ……と思ったが、これで治るのなら何回でも来るぞ……と思った。

私はやる気満々だったが、5回目に行って帰る時ヤンワリと言われた。フリーウェイを走って片道1時間半の場所だ。

「これ以上はちょっと無理かもしれません」

「なぜ私は足を引きずるように歩くのか？」

痛みはあまり感じていないのに歩き方が変わってきていることには気が付いていた。

「それは軟骨がすり減って骨がくっついてきているからですよ」と言う人がいた。

骨がくっついてきているなら離すような運動や体操をすればいいんじゃないか。

カイロなどの治療院で治療すれば治るんじゃないだろうか。

左足をちょっと引きずるような歩き方を何とか治したい。

足を引きずるのは扁平足が原因？

ドライブ中、何気なく体をねじったらギクッと左腰に痛みが走った。

これは大変なことになった……と思い、あれこれ調べた治療院の中からカイロプラクティックの予約を取った。

痛くて仕方ない左腰を庇いながら運転して行ったカイロプラクティックでは初日にＣＴを撮っただけ。翌日結果を聞きに行った私にカイロプラクターは固い表情で告げた。

「これはかなりシビアな状態です」

左腰の痛みと共に左股関節も治してもらえないだろうか……と話すと、「約1年かかります」と静かに言われた。

「エッ？　1年で治るんですか？」

初めのピッとした軽い痛みから股関節が徐々に悪くなってきて10年。それがたった1年で治るというのだから私は嬉しさを隠せなかった。

「それはいろいろなことが考えられます。もっと早く治るかもしれないし、期待していたほどには治らないかもしれないし……」と言いなおすカイロプラクター。

私が足を引きずって歩くのは筋肉のバランスが左右崩れてきているからだという。それは特に右足の扁平足に原因がある。そこから体全体のバランスが崩れ骨盤が曲がったりして問題が出てきている……というのだ。

「(足を引きずるのは)扁平足が原因ですか？　左の股関節ではないのですか？」

「そうですね」とカイロプラクター。

(何がそうなのか、どうもよくわからない)


それから治療費の説明に移った。

「簡単には治らないので長期的な治療をしていった方が良いでしょう。私も一生懸命しますのであなたも頑張って続けることが大事です」

治るのには1年かかるので約100回の治療として7100ドル。それにレントゲン、CT、デイリー・エデュケーションなどが入ると全部で8414ドル。

長期に治療する人のためのディスカウントを使うと、合計3223ドルの一括払いになります……と言う。

1ドル100円としても約32万円、一括払い……。

あまりに高いので、もっと安いセットはないか聞いてみた。

一番安いものなら……30回の治療。ディスカウントして1300ドル。1カ月に12回治療に来る必要がある……と。

「1回ごとの治療はありませんか？　1回治療を受けてから（続けて治療をするかどうか）考えたいのですが」と言う私に、「続けて通わなければ、あなたの場合は良くなりません。申し込みをした時点から1回目がスタートします」と返ってきた。

即答できないでいる私に、「あなたの体はもうあちこちがどうしようもない状態で機能不全が起きているんですよ。（検査の結果）ヨボヨボのおばあさんと同じような値を示していますよ」と強烈なパンチ。

左腰にギクッときた痛みだったが2日間治療はなく、ただカウンセリング料だけヒラヒラと飛んで行った。

別の治療院で。

「現状維持が出来るといいですねえ」とホンワカムード。

〝現状維持ではなくて普通に歩けるようにしてほしい〟と思っているのだけれど、「治してあげます」とは言ってくれない。

優しい心地よい音楽の中でのマッサージ。それが本当に気持ち良くてフーッと睡魔がやってくる。これでビッコをひかないで歩けるようになるなら私、何回でも通いたいと思った。

どこの治療院に行っても「長い間悪かったようですからすぐには難しいと思います。治るかどうかはわかりませんがやってみましょう！」で始まり、中にはとても丁寧にマッサージ、治療をしてくださる所もあったが、良くなったという実感がわかず、来た時と同じように帰りも足を引きずって帰るのが常だった。

アメリカで初めての整形外科へ

意を決して整形外科を訪ねることにした。ネットで調べた中からドクターも決めていた。フリーウェイを突っ走り病院に到着。

X線検査の結果は左が変形性股関節症。ドクターには左人工股関節全置換術を勧められた。悪くなっているとは思っていたので変形性股関節症になっているかもしれないと予想はしていた。臼蓋形成不全から変形性股関節症に移行するケースは多いという事は知っていた。変形性股関節症は関節軟骨がすり減って股関節が変形し痛みなどの症状が出てくる病気だ。

やっぱり手術か。手術しかないのか……。

決断が出来ないで帰ろうとした時、「ＭＩＳ《エムアイエス》で手術するドクターがいますので、そちらに行ったらどうですか」と、ドクターの顔写真入りのパンフレットを差し出された。

ＭＩＳという言葉をここで初めて知った。

Minimally Invasive Surgery の事。最小限の切開、最小限の筋肉や靭帯の切開で行う手術だという。手術後の回復が早く、退院も早くできるそうだ。

しかし紹介してくれたドクターがどんな人なのか、どのくらい手術を手掛けている人なのかわからないし、そこでのＭＩＳでの手術もどのくらいの安全性があるのかよくわからない。

それに何だか他のドクターのＭＩＳの実験台に回されるような気がしたので連絡はしなかった。

船上で鍼治療　ハリネズミのごとく

強い痛みは突然にやってきた。２０１０年8月（ごく初期のピッとした痛みから20年後）。初めての大型客船でのクルージングで主人と夕食を2時間ゆっくりと楽しんだ後だった。食事が終わり椅子から立ち上がって一歩足を踏み出そうとした途端、左股関節の外側に激痛が走った。痛みで左足を着いて踏ん張ることが出来ないため右脚を前に出すことが出来ない。歩くことが出来なかった。

何も知らずに歩いて行こうとする主人を呼び止め、腕に掴まり左足を引きずりながら何とかレストランを出た。こんな強い痛みはかつて経験したことがなかった。

クルージングでは寄港地に着くと船から降り、あちこち観光したり買い物を楽しんだりする。観光後船まで戻る時、もうそこは巨大な船のエントランスの近くであるにもかかわらず歩くのが辛くてタクシーに乗りたいと思ったほどだった。

カップルが楽しげに話しながらサッサッと歩いて行くのを見ると、「なぜ私は歩けないの？急にどうしたの？」と落ち込んだ。

船の中では乗客が快適に船の生活を楽しめるよう毎日ショーやパーティーが行われている。

パンフレットや案内書に目を通し、その日のスケジュールを確認していた時、それを見つけた。「海の上でリラックスして鍼治療をすると今まで苦しんでいた痛みが消えます」とあるではないか。すぐに説明会を聞きに行った。


スラッと背が高く、若くてとてもきれいなその女性の話は興味深かった。

「私は喘息とアレルギーが子供のころからあり、親に連れられていろいろな治療をしました。どれも効果はなかったけれど、この鍼治療に行ったら治りました。それで私はこの仕事を私の一生の仕事に選びました。関節や筋肉の痛みにも効きますよ」と。

「関節や筋肉の痛みに効く」の言葉に引かれ、その場で1セット4回に申し込んだ。6００ドルだ。

鍼治療が何なのか……使用する鍼もそれまで見たことはなかった。


鍼治療1回目。

案内された部屋には白いベッドが一つと心地よい音楽。ここが海の上で大型客船の中だという事を忘れてしまうほどにリラックスした落ち着いた空間。

ベッドの上から「どんな物を使うんだろうなー」とチラッと見る私に、彼女はズラーっと並ぶ鍼を見せてニッコリした。

長めの極細の鍼はしなやかで、その一本一本が艶やかな光を放っている。

彼女は左股関節外側にトントントンと軽やかかに鮮やかに鍼を次々に打っていく。

痛みは全くなく違和感もなく。


どうなっているのか気になってそっと見た。

ウワッ。数えきれないほどの鍼でその部分はハリネズミ状態。

突然『タイタニック』の映画の場面が脳裏に浮かんだ。

(沈没寸前のパニックになった船内に取り残され、あせって鍼を抜いている自分の姿も見えた)

イヤ、イヤ、イヤ、……やめよう、考えないことにしよう……慌てて雑念を振り払った。


治療が終わってベッドを降りる時、こんな新しい治療をしたのだからスタスタと歩けるようになっているに違いない……と期待。一歩歩いて、あえなく撃沈。

強い痛みは全く変わらず。気の毒そうに見る先生の横顔が目に入った。

治らなくて申し訳ないように思いつつ、痛い左脚を庇い足を引きずりながら部屋を出た。

最終日の４回目、１枚のパンフレットを先生が差し出しほほ笑んだ。

「1セットだけではあまり効果はわからないかもしれません。鍼治療だけではなくこのような健康食品を併用すると、もっと効果が上がって痛みがなくなると思います」

旅行から帰ってからも左脚の痛みは続き、ショッピングモールへ行っても15分と歩いていることが出来なくなった。

二つ目の整形外科　throw in the towel

２０１０年10月、知人の紹介でアメリカの大学病院の整形外科を訪ねた。

自分で体操などをしてクルージングの時より少しだけ（左股関節が）良くなったように思うがショッピングモールの中を長く歩くことは出来なかった。

手術はしたくないけれど「手術を考えなくてはならない時」にきているのかもしれない……

自分の股関節がどんな状態になっているのか、ドクターは何と言うのか……知りたかった。

「痛みは10段階のどのくらいですか」ドクターから質問された。

旅行中の強い痛みは9から10だったかもしれない。でもその後痛みは少なくなり今は重だるさを左股関節外側に感じているだけ。

重だるさはどれくらい？　……と聞かれたら……7くらいかな。

でも寝ている時と椅子などに座っている時は何ともない。

寝ている時と椅子に座っている時は大丈夫……ということは1日の半分くらいは大丈夫ということだ……と楽観的に考えている。

痛み止めを使った事はないという事も、まだ最後の切り札が残っているような安心感があった。

X線検査の結果は「左股関節は末期の変形性股関節症、右股関節も進行期。左人工股関節全置換術の必要」「X線写真を見るとひどい痛みがあって車椅子を使うような状態。今歩いているのが不思議なくらい」「左股関節だけでなく右側も悪い」。

「でも痛みは本人が訴える痛みとX線に写る映像とは違うケースがありますから……」と。

「左大腿骨頭は症状が進んでいくともっと上の方にずれてきます」という話もあった。

(この時、私はこの意味をよく理解していなかった)

手術のタイミングに関しドクターは、“throw in the towel”という言い方をした。

それはボクサーが試合中「ダメだ、もう戦えない」と思った時、コーチがタオルを投げ入れる……その情景だ。

本人がもうダメだと思った時が手術の時だというのだ。

自分が限界を感じた時が手術の決断の時だという。


でも私は歩ける。今は痛みではなく左足が重だるいだけ。足を引きずって歩いているけれど……。

それに右脚は悪いとは全く思っていない。痛みも重だるさも何ともないのだから。

「もうダメだ……」とは思っていない。今すぐ手術しようとは考えていない。

ドクターは多分、私のそんな気持ちがわかっていたのだろう。

手術以外で何か方法はないか……と尋ねたところ「A運動をやっている人がいる」と教えてくれた。しかし、その人は10年間運動を続けた後、人工股関節手術を受けている……と付け加えた。

なぜ？　運動をやって良くなったんじゃないの？

運動を続けても変形性股関節症は完全には治らないの？

疑問はあった。しかし今の私には手術を考えない限り他にチョイスはなかった。

私はその運動に飛びついた。

A運動との出合い

体の歪みを治す……というA運動。

これかもしれない。これで治るかもしれない。

私の脚の長さは左が3センチほど短くなっていた。特に気にしているのは、足を引きずる歩き方（跛行）。でも体の歪みを治したら跛行も足の長さも治るに違いない。

A運動初日。

「歩いてみてください」とインストラクター。

自分では気が付いていなかったが、左手は振って歩いているけれど右手は殆ど振っていないと指摘された。そう言われてみれば左脚が悪いため、バランスを保とうとして右手を振らずに歩いていたようだ。体の歪みがあることも言われた。

私に合った運動メニューを作ってもらい、自分のインストラクターがいない日でもセッセと毎日のように通った。


苦手でやりたくない運動が幾つかあった。

四つん這いになって逆弓なりになるポーズ。この腰の部分を逆弓なりにする運動がうまく出来なかった。

仰向けに寝て両足の底を合わせ、それから両膝を横に開脚する運動も最悪だった。どうしてこんな運動が出来ないのか自分でも不思議だったが、もしかしたら股関節の動きに関係しているのかもしれない。

３カ月間頑張った結果、左脚の重だるさはだいぶ良くなり、ショッピングモールを30分以上歩けるようになった。しかし足を引きずる歩き方が治ったわけではなかった。


秋になりハロウィーンの季節がやってきた。

近所の家の玄関先で風に揺れるガイコツのデコレーション。

カタカタと左肩が上がると左足も持ち上がる。股関節が自由に動いている。

人間の体も骨格もよく出来ているものだなあ……と変なところで感心している私。


本やネットなどにある股関節の運動はいつも注意してチェックしていた。

そして気が付いたことがある。

「股関節の運動」と言って書かれているものは、健康な人のための股関節の運動であることが多いのではないか……と。

私が知りたいのは、開脚に問題があり普通に歩けなくなっている人が、ゆっくり無理なく、しかも効果的に出来る運動だ。

私が探しているのは運動できる人のための股関節の運動ではなく、「運動が出来にくくなっている人用」の運動や体操だった。


長い間股関節の悪い自分を見ていると、それまでになかった痛み、急に痛み出した部分などにはとても敏感になる。何とか治そうといろいろやってみると、スッと痛みがなくなる運動や体操があったりする。ビッコがひどくなった時、修正するような運動があったりする。

それらの運動が合っているかどうかは体が教えてくれるから不思議だ。

私はネットや本、テレビなどから自分に合いそうな運動、体操を見つけては実践した。

エネルギーを送る施術者

日本に一時帰国した時、ある治療院を見つけた。どこへ行っても治らなかった人でもそこに行けば治るらしい。

迎えた白衣の施術者とは簡単な会話を交わし診察台の上へ。

「今からエネルギーを送ります。熱くなりすぎることがありますので、その場合はすぐに言ってください」

突然のこんな言葉に戸惑った。そんな事はネット上には書いてなかったのだから。

エネルギーを送る、どうやって？

「でも、なんですよねー。こんなふうに天気がいいと……」

施術者は窓の外を見ながらノンビリと言った。緊張しながらエネルギーを待っていた私はうろたえた。

こんな世間話をしていてもそのエネルギーは送られてくるんだろうか？

彼の指先を見たが、こちらには向いていない。

「どうですか？　熱くなりすぎていませんか？　効きすぎていませんか？」

こんな時は皆何と答えるんだろう。エネルギーの姿は見えないし、全く何も感じてはいない。正直に答えたら悪いような気がしつつ、

「なんともないような気が……します」

「それじゃあ、もう1回送ります」


3〜4回繰り返し送った……らしい。

最後に彼は言った。

「どうやらあなたの筋肉は硬くなりすぎていて私のエネルギーが通らないようです。7000円です」

「エネルギーが通らないようです」と「7000円です」と言った間があまりに短かったため、金額を聞き落としそうになった。

帰り際に、「私の知り合いが別の所で治療をしています。彼だったら治せるかもしれません。行ってみますか?」。

アレ？　どうやって歩くんだった？

私は股関節が悪いことを長い間日本の家族に黙っていた。心配させたくなかったからだ。日本に一時帰国した際は、変な歩き方をしているのを見破られないようにとかなり気を遣って皆の前では何ともないようなふりをして歩いていた。

後で知ったことだが、兄夫婦も弟夫婦も、早いころから私の脚が悪いことに気付いていたらしい。ただ私の事を思って当初は黙っていてくれたようだ。

でも高齢の両親はまだ気付いていないと思っていた。

両親の元に帰ったある日のこと。

こたつから立ち上がりキッチンに歩いて行こうとした時だ。歩く姿を見ている様子がなかった父が突然言った。

「足が痛えだか。えらくびっこをひいてるじゃんか。大丈夫か？」

ゲッ、ばれてたのか……。

母の心配げな顔。

いつも悩んでいる事は、跛行だ。

足を引きずって歩くのが最大の悩み。

変形性股関節症では「跛行」といって、体を揺らし足を引きずった歩き方をするようになる。

私はそれを隠したかった。

歩き方を何回も練習した。鏡や窓ガラスに映る自分の歩き方を見ながら。

そのうちに歩き方がわからなくなってきた。

アラ？　人間はどんなふうに歩いているんだった？

歩き方がわからなくなるなんて思ってもいなかった。赤ちゃんだって教えたわけではなく歩き始めるというのに。

靴の中敷きを入れたら普通に歩ける？

アメリカのドラッグストアでインソール（靴の中敷き）を売っているコーナーを見つけた。

そうだわ、左の靴にインソールを入れて調整したら普通に歩けるようになるに違いない。

インソール売り場の近くにはマシーンが置いてあった。靴を脱いでその上に乗ると足の形が表示され、どこに一番力がかかっているか……など、自分の足の問題点が画面上に出る。

次にマシーンはそのデータに基づいて私に合うインソールを沢山のタイプの中から選んで表示してくれる。後は私に合ったタイプのインソールを購入するのみ。

これで楽に歩けるようになる……とルンルンで帰宅して早速左の靴の中に入れて歩いてみた。

期待は外れた。

脚が短い分をインソールで修正してもきれいな歩き方が出来るというわけではないようだ。


日本に一時帰国した際、オーダーメイド中敷きの靴の専門店を訪ねた。

足の痛みが治るらしい。歩き方も矯正できるらしい。ということは引きずるような歩き方もその中敷きを入れた靴を履くと治るに違いない。

店主は足のサイズ、左右の足の長さ、痛みなどの問題点を考慮し私専用の中敷きを作ってくれた。選んだ靴の中に出来上がったばかりの中敷きを入れてもらい履いて外へ。

5分も歩かないうちに左股関節に痛み。その上問題のない右足にも違和感と妙な痛みが入り急いで店に戻った。何回か中敷きを修正してもらったが痛みは増すばかり。

靴と中敷きをセットで調節してもらったら歩き方が治るかもしれないと思ったのだが、うまくいかなかった。

問題なく歩ける靴、ありませんか？

靴の悩みは深刻だった。

変形性股関節症の私の最大の悩みは跛行。そんな私が探しているのは、「履いたら全く問題なく普通に歩くことが出来る靴」。

それを履いたら「アラ不思議、普通に歩けます」なんていう靴があったら「買います、買います。たとえ10万円でも」と本心から思った。１００万円ではないところがショボイところだが。

オシャレでステキな靴、ヒールの高い靴ほど歩きにくくブレた歩き方になる。だからと言って低いペッタンコの靴が良いかというと、そんなわけでもなかった。

運動靴も履き心地がメーカーや種類によって全く違っていた。

靴を買いたい……とショッピングに出かけ、何足も試して履いてみるが、歩き方をきれいに修正してくれる靴を見つけることは出来なかった。

結局慣れた同じ靴をいつでもどこにでも履いて行くことになる。

すると靴の踵に変化が……。

左の股関節が悪いのを右足が踏ん張って支えているため、右足の踵に力が入るらしい。

いつのまにか靴の踵は左に比べ、右の方が2センチほどすり減って低くなっていた。

スカートをはくことがなくなった。

出かける時はいつもGパン。足首が細くなっているものやピッタリのラインの出るズボンは変な歩き方をしているのがわかってしまうので、はきたくなかった。

サプリメント売り場に並ぶさまざまな商品の前ではどれを購入しようかと迷った。

グルコサミン、コンドロイチン、ヒアルロン酸、ロイヤルゼリーなどなど。

股関節に良いというものは何でも試したくなる。値段が高い方が効き目があるかも……と、時には無理して高い方のサプリメントを買ってみたり。

(後に日本で健康講座に参加した時に教えていただいた情報をここで紹介しようと思う。サプリメントや健康食品などの効果や成分、安全性、注意することなどを知りたい場合は国立健康・栄養研究所のサイトで調べると良いそうだ)

貧乏ゆすりが良いと聞いた。

関節の軟骨を刺激し再生するそうだ。そうなれば足を引きずった歩き方が治るかもしれない。

早速つま先を床につけ踵を上げて小刻みに震わせる。
あれが良い、これが良い……と聞けば、それらに飛びついて何でも試してみる。

待ちに待った日本の整形外科受診

私は日本の整形外科に予約を入れていた。

とても混んでいるので初診日の数カ月前に正確な日にちを連絡してくださるという。

跛行を治そうと思っていろいろやってみたが、効果があまりなくて落ち込むことが多くなってきていた私は、変形性股関節症を治してくれるドクターを真剣に探し始めていた。そんな時に入ってきた「日本に素晴らしいドクターがいる」という情報は「何と私はラッキーだろう」と思え、日本からの連絡を心待ちにしていた。それまでもネットや本などで腕が良いと言われる評判のドクターを探していたが、どの情報を採用したらいいのかわからなくて結局疲れてしまい、やっぱり手術はしたくないなあ……という事になってしまうことが常だったので、この情報は本当に有難かった。


忘れてしまいそうになる頃、電話が入った。その病院に初めて電話した日から数えると、ちょうど11カ月後が初診日。急いで日本行きの航空券の手配。

1人でその病院に行く不安など全くなく、「治る。きちんと歩けるようになる」と思うだけで自然に笑みが浮かんできた。

初診当日。

幾つかの検査の結果、ドクターに言われたことは予想していたのでショックはなかった。

「左右どちらも変形性股関節症。左は末期。右は進行期。脚の筋力が弱くなっていて可動域も狭い。左はとても悪いので左人工股関節全置換術」


アメリカに戻る前に日本での手術日を予約して帰るつもりでいたが、その前にドクターに聞いておきたいことが沢山あった。中でも手術したら全く問題なく歩けるようになるか……は、どうしても聞いておきたいと思った。

「足を引きずる歩き方がとても気になっています。長い間悩んできました。手術したら普通の人と変わらないようにきれいに歩けるようになりますか？」

「勿論です」という返事を期待し身を乗り出した私に、

「人によって違います。きれいに……って、モデルのように歩きたいのですか？」

エッ？　思わずドクターの顔を見た。

「モデルのように歩きたいのか」などという言葉は想像もしていなかった。

「努力してください。上手に歩けるように練習してください」とドクター。

ドクターは笑顔で私の沢山の質問に答えてくれた。

「手術後動きの制限があったり、人工股関節に緩みが出ることがある……ということを聞きますが？」

「人によります。詳しい内容はサイトを見てください」

「手術することによってのメリットとデメリットはどんなことでしょうか？」

「メリットは痛みがなくなります。デメリットは手術したことです」

「手術の場合、人工股関節は15～20年くらいしかもたない……と聞きますが？」

「人によって違います」


「手術を希望するなら7カ月後ですので申し込みをしていってください」

帰り際に優しい口調で言われ、私は、お礼を言ってドクターの部屋を出た。

待合室を通り支払いを済ませ……そして玄関から外へ。

こんなに遠くまで来ているのに手術の予約手続きをしないで帰ろうとする自分の心が、未練げに少しだけ病院の方を振り返っていた。チャンスを振り切ろうとしている自分の心にずっと問い続けていた。「それでいいの？」「それでいいの？」

病院が遠のいていくにつれ、「これで良い」と思えた。もう二度と行くことはないだろう。

「エーッ？　11カ月も待ってアメリカからわざわざ行ったのに手術の予約をしてこなかったの

か？　後でキャンセルすることだって出来るんだから予約してから帰ってくればよかったのに」

その夜、主人はあきれた顔で言った。

ドクターにとっては何回もある手術の一つかもしれない。でも私にとっては一生を左右する決断になるかもしれない手術。

評判のドクターでも誰かにとって素晴らしいドクターでも、自分が納得しなかったら手術はしたくない。

ドクターとの相性……なんてあまり考えたことはなかったが、もしかしたら相性ってあるかもしれない。

幸い変形性股関節症は緊急を要する病気ではないので考える時間は沢山ある。

信頼できるドクターはどうやって探したらいいんだぁーー

私の場合、病院の整形外科に行くとX線検査などをして次にくるのは「手術」という言葉に決まっていた。日本でも、アメリカでも。

「末期の変形性股関節症」「人工股関節全置換術しか方法はありません」「手術の決断をしたらまた来てください」という感じなので決断していない場合は行きにくい。もう一度行くことが出来ない。

だから整形外科に行くのが嫌だった。

そのドクターに手術をお願いするかどうかを、その初めて会った瞬間だけで決めなければならないなんて難しすぎる。

そういえば知り合いがこんなことを話していたなあ。

「緊張してドクターの部屋に入り挨拶しても、こちらの顔さえも見てくれずパソコンや書類を見たまま話すドクターがいるけど、やっぱりこっちを見て優しく話をしてくれるドクターが良いよね」

「今手術しなければ歩けなくなりますよ。年齢的に無理になりますよ……などと脅かすドクターは嫌だね」

患者はいつでもドクターと良い信頼関係を持ちたいと思っている。自分の状態や辛さをわかってほしいと思っている。そして心から「治してほしい」と思っている。

その心の叫びをわかってくれるドクター、「任せてくれ！」と言ってくれるドクターを求めている。

信頼できる、腕の良い、頼りになるドクターはいったい何処にいるんだ。

どうやって見つけたらいいいんだぁーーーー。


アメリカに戻り、また治療院探しが始まった。

私の住む町周辺でもカイロなどの治療院は沢山見つけることが出来た。小さなショッピングモールの中にも入っている。

治療内容も値段もそれぞれ違うので行ってみないとわからないのは日本と同じだ。

私が行った中で一番気に入って好きなカイロプラクティックがある。

カイロの先生は私の話をよく聞いてくれた。そういう場合はこうしたらどうか……こういう運動器具を使ってこんな運動をしたらよい……など、治療の間にいろいろ教えてくれた。

跛行が治ったわけではないが股関節保存を望んでいる私は、そこに行くことで心が安らいだ。

歩き方がひどくなった時、トイレに行った後、膝に少し違和感を覚えるなど調子が悪いな……と思った時、私は股関節回しをした。

1　両手両膝を床につけて固定。

2　ゆっくりとお腹の所だけを回す感じで股関節を回していく。反対回しもする。

友達の友人が股関節手術をしたそうだ。

また別の人も人工股関節手術をした……と聞く。股関節の悪い人は思っていたより沢山いることに驚く。

手術の結果はどうだろうか？　と気になり、後で友達に聞いてみた。

「手術したけどうまく歩けないみたい。まだ手術は決断しない方が良いよ」

アメリカで……テレビを見ていた時、法律事務所の宣伝が入った。

「訴訟を考えている人、人工股関節手術を受け人工関節の摩耗粉が原因で癌になった人、その他問題があって困っている人はご相談ください」

人工股関節手術の副作用で困っている人はどうやら沢山いるらしい。

人工股関節を造っているメーカーが訴えられたりしているって？

法律事務所の宣伝が入るほど、この人工股関節手術は難しい手術なのだろうか？

第3章

日本へ帰国

悪化する左股関節　マッサージチェアは効果あり？

21年間のアメリカ生活を経て２０１４年7月末に日本に帰国。

9月にはアメリカから送った引っ越し荷物が片付き日本での生活が落ち着いて、ゆとりができるはずだった。ところが私の左股関節は更に悪くなり家の階段を上がるのにも手すりを使わなければならないほどになって、ゆとりどころではなかった。


主人はマッサージチェアを買うつもりでいる。

全身マッサージをしたら脚の調子がよくなるに違いない……と。

その家電量販店にはいろいろなメーカーからのさまざまな機種が並べられていた。

首や肩、腰ばかりでなく腕や脚、足裏までマッサージしてくれるという万能のチェアはこの店の一番人気らしく、いつも誰かが座って試している。時にはイビキをかきながら気持ちよさそうに眠っている人もいたりする。

マークするならアレだな。

ここで椅子取りゲームが始まる。

誰かのプログラムが終わりそうな時間を見計らってそのチェアに近づいて行く。とはいっても足を引きずりながら歩くので早くはない。もう少し……というところで横から来た人にサッと椅子を奪われた。その瞬間の気まずさ。

恥ずかしくて慌ててその場を離れる。1回戦、敗北。

「マッサージチェアは良いわよ。リビングに置いていつも主人と奪い合いをしているの」と話している知人がいたが、サイズが大きいので部屋に置いたらどうなるだろう……と思うと購入の決断はなかなか出来なかった。

どうしよう……右脚付け根に痛みが

今まで23年間、左脚だけの不調を抱えてきた。問題は左だ……と思ってきた。ところが２０１４年に日本に帰国してからは右脚付け根に違和感を覚えるようになった。悪い左脚を長年懸命に支え続け頑張ってきた右脚に限界がきたのは明らかだった。歩くバランスが悪くなっている左脚と、歩くと脚の付け根に痛みを感じる右脚。左脚に痛みをあまり感じないのが助かるが、体重を十分に乗せられないので右足を早めに出して歩こうとする。すると右の付け根に痛みが起こる。痛いのですぐに左脚を出す……。左右の脚が体を十分支えることが出来ないため、のけぞるような感じで歩くことになる。速く歩くことも走ることも出来なくなった。

交差点や横断歩道を渡るのがとても苦手。その時間内に急いで渡りきることが出来ないから。中には親切なドライバーがいて横断歩道の前で止まってくれるのだが、渡るのに時間がかかりすぎて申し訳ないような気がした。

治療院、接骨院、カイロ、カイロ……

どこかに治してくれる人はいないだろうか……と必死で探していた時に知った治療院。悪くなっていく股関節を何とか治さなくちゃ、どうにかしなくちゃ、と思っていたところだったのですぐに予約を取った。治療院は自宅から遠く、主人が車で送迎してくれたので良かったが、そこへ行く予約がある日はそれだけで1日がつぶれてしまった。

2回目の治療中、「良くなったらどうする？」と先生。

え？　治る？　診察台の上で治療を受けていた私には衝撃の言葉だった。一番聞きたい言葉であり、今まで二十何年、誰も言ってくれない言葉だった。

急に涙が溢れてきてハラハラと耳の方に伝い落ちた。

何処の治療院に行っても「現状を維持できるように頑張ってみましょう」としか言ってくれなかったのに先生は、「今の（私の）歩き方を見て知っている人たちが、来年3月頃（私が）歩いているのを見てビックリするよ」と。

本当だろうか？　本当だろうか？　嬉しくて仕方なかった。

「こんなに筋肉が落ちていたら手術してもうまくいかない……。出来るだけ治療に来た方が良いですよ」そんなふうに言われた。

行きは足を引きずりながら行っても、帰りには楽に歩いて帰れる……という状態になったなら、そこに通う時間も手間もお金も、そしてどんなに頑張ることも出来たと思う。

しかし……次第に行き詰まってきた。


「○○接骨院に行ってみたら？」

友達のOさんが声を掛けてくれたのは2回目だった。

「もうちょっと様子をみようと思う。治してもらえるかもしれないから」と1回目の時に言ったが、彼女は私の歩き方を見て良くなっていないと思ったのだろう……。

「手術しないと決めているならもっといろいろな所（治療院）に行った方が良いよ」と再び声を掛けてくれたのだった。


早く治したい、治してしまいたい……と思い、友達に教えてもらった治療院を訪ねた。

「左側は長く悪かったので難しいかもしれませんが、痛みだした右脚は治ると思います」と言う先生の言葉は有難かった。右脚ばかりでなく左ももしかしたら治してくれるかもしれない……と思うと、治療に行くのに気合が入った。

電気をかけ、腰や背中を指圧、股関節部分を動かす運動、歩き方のチェック……と、とても丁寧で親切。その上体操やゴムを使っての運動も指導してくださる。夜テレビを見ながら運動するのが日課となった。そして5カ月。またまた行き詰まってきた。どんなに頑張って通っても跛行は良くなっていなかった。

椅子を使ったスクワット

1　両脚は肩幅に立ち、両手は肩幅で椅子に掴まる。
2　背筋を伸ばしお尻を下に落とすよう両膝を曲げていく。曲げていくとき膝はつま先より前に出ないようにする。

座っていて片脚上げ

1　椅子に座る、膝は直角に下ろす。
2　片脚を床と平行に上げる。
3　背中が丸くならないようにして、2の所から更に軽く手を添えて上げ、止めて5秒。

腹ばいになって片脚上げ

１　腹ばいで片脚を上にあげる。
２　更にお尻に力を入れてグッと上げて５秒止める。

横に寝て片脚上げ

１　横に寝て上にある方の脚を上げる（床とほぼ平行くらいの高さに上げ、その脚を後ろ側に少し引くとヒップ横の筋肉に力が入る）。
２　５秒止める。
３　反対の脚も同様にする。

脚の症状が悪くなってくると決まってパソコンに向かって情報を探し始めていた。カイロに接骨院、治療院。ネット上には溢れるほど出てくるが本当にどこが良いのかはよくわからない。どこに行けば治してくれるのか……何でもいいから情報が欲しいと思った。

その治療院はネットで見つけた。

自宅から遠く1回の施術料は1万5000円。その1回だけで治ったなら値段が高いとは思わない。今度こそ治してもらえる……と期待した。

患部をギュッ、ギュッとマッサージし、直後に歩いてみて施術前と歩き方を比較。

「前と比べてどうですか？」と聞かれた。

足を引きずるような歩き方も歩きにくいのも変わっているようには思えなかった。

痛みの強い人に適した治療だと言うが、痛みより跛行や重だるさの方を気にしている私には効果がないという事なのだろうか。

「○○病院で人工股関節手術をした人が沢山来ています」という話には驚き、同時に「よかった、あの病院で手術しなくて」と思った。そこは私が手術を考えた病院の一つだった。

しかし、なぜ手術した人が手術後も治療院に通っているんだろうか。

「手術は成功していると思うけれど、筋肉の痛みはレントゲンには写らないから……」と。

人工股関節手術は骨の形は治るけれど筋肉の痛みは治せない……という事だろうか？　手術後も痛みに悩まされ治療院巡りをしなければならないような手術なんだろうか？

反面、「その病院で人工股関節手術をして治りました、何の問題もありません」と言う人もいるだろう。それなら私の場合はどうだろうか……と手術に対する気持ちは複雑になる。

どの病院でも、どのドクターに手術をお願いしても完璧に治って誰もが「よかった、手術して」と満足する人工股関節手術であったら良いのになあ……としみじみ思った。

また別のカイロを訪ねた。

「骨頭がくっついてきているので痛みが出ているんです。これを少しずつ緩めていってくっついている所を離してやればいいんですよ」とカイロプラクターは明るく言った。

診察台の向こう側から片足を持って、前後左右に緩く振ったりグルグル回したり、引っ張ったり。シャベルの先に引っかかった石を払いのけようとしているような治療が20分ほど。

こんな治療で本当に大丈夫だろうか……と不安になってきた。それなのに1回だけではわからないからと思って2回も治療に行ってしまった。

この後から右脚付け根の痛みに加え、階段を下りるたび右脚に体重がかかると別な痛みを感じるようになった（私の場合、階段を上るのは大変だが下りるのは比較的楽に出来ていた）。

次は7時間ドライブで訪ねた治療院。

早く到着しすぎた。予約時間まで待つ間、治療を終えサッサッと軽やかに歩いて帰る姿を想像するのはそれだけで幸せな気分になった。

カイロや治療院の先生方は知っているだろうか？

患者がどれほどの期待を持ってそこを訪ねているかを。

どんなに治してほしいと切望しているかを。

両膝を胸に抱えるポーズ

1　足を伸ばして仰向けに寝、両足を揃えて曲げる。
2　両手で、曲げた両脚の膝付近を胸に着けるように抱える。
　抱えながら胸側に上下運動を素早く何回もする。

施術後、歩き方が少し良くなったような気がし、続けたら治るかもしれない……と思えた。しかし7時間のドライブで通うのは不可能だ。そこで同様の療法でやっている治療院を近くに見つけ、通うことに決めた。

とても優しく親切な先生の所に週3回ペースで通った。左右の脚長差は2センチから3センチ。これを修正する施術。しかし5カ月たっても「治りました。良くなりました」と言わない私に、先生の方が限界を感じた様子だった。跛行を治して欲しくて通っていた私も限界を感じていた。足を揃え「ありがとうございました」と頭を下げる、そんな簡単な事がきちんとできない自分。両脚を揃えて立つと脚長差のため違和感がする。そしてお辞儀をすると体が傾いてヨロヨロとしてしまうのだった。

壁の前で片足立ち

1　両脚は股関節幅に開いて壁の前に立ち両手は肩幅に伸ばして壁を押し固定。
2　片脚ずつ膝を上げて5秒ホールド。

左脚で立って右脚を上げると、私の場合は左腰が左に流れる。この時右膝を持ち上げバランスを保つのも辛い。

毎日の私の課題は「足を引きずらないで歩くこと、運動すること」。

ハードな運動をしているわけではない。ゆっくり、のんびりの矯正運動のみ。

主人に、「私の歩き方、かなりひどい？」と聞くと「イヤ、大したことない」と、アッサリ答える。

第4章

悪化していく両側股関節と共に

久しぶりの友

アメリカの友達が日本に遊びに来ることになり久しぶりに京都で会うことになった。

主人の運転で一緒に三千院へ。

三千院の入り口に一番近いパーキングで降り彼女たちとおしゃべりしながら売店へと続く緩い石の階段の下まで歩いた。足を引きずって歩いていたはずだが彼女たちは何も言わなかった。

石段の下にさしかかった。右手側に手すりがあると私の場合は歩きやすいのだが、あいにく付いていなかった。杖も持ってきていなかった。

右足を上げ石段を上がろうとして……左足に力が入らないのに慌てた。

慌てて両手で左太腿を押さえながら何とか右足を上げ石段を一つ上がった。今度は右脚を軸にして左足を次の石段に上げようとしたのだが……支えられない。上れない。

車を止めた主人がやって来て、すぐに腕を貸してくれた。でも２人にシッカリ見られた。

彼女たちの驚いた顔。心配げな顔。

日本帰国後に私の両方の股関節が悪くなったことは知らせていなかった。

お掃除マシーン

掃除機をかけることが辛くなってきた。

絨毯から細かい毛が抜けて床の隅の方に溜まる。それを掃除機で吸い取っていたが、重たい掃除機は持つのも動かすのも大変になってきた。そこで掃除機での掃除は主人の仕事になった。

ある日荷物が家に届いた。

「オォ、来た、来た」と言って、主人が嬉しそうに荷物をひろげている。

中から出て来たのはお掃除ロボット。前２カ所には髭のようなものが付いている。この髭を動かしてゴミをかき集めていく。

狭い所には入って行けないけれど、結構あっちこっちを回ってゴミを集めてくる。進行途中の邪魔な物を片付けておかないと吸い込んで止まってしまったり動けないで困っていたりする。トイレのスリッパもあっちこっちに散らばらせている。でも玄関の段や階段から下に落ちることはなく、掃除が終わると元の充電する所に自分で戻る賢いロボット。

その子にはチコ（実家の父母がかわいがっている犬の名前）と名付けた。

それからはいつもチコがお掃除。

セラバンド（Thera band）のクラス

ゴムバンドを使っての運動クラブに行くことを友達が誘ってくれた。1週間に1回、近くのセンターで行われている。

伸縮性のあるゴムのバンドを使いゆっくりしたスピードで反動をつけないで、負荷をかけながら行う運動はリハビリや筋トレにも使われているそうだ。

両股関節の悪い私が出来るか心配だったが「無理しないで出来る運動だけをすればいいですよ」と会長さんはじめインストラクターの方たちはとても優しく親切。

ゆっくりした運動なのに最初の頃はクラスの後、家に帰るととても疲れて昼寝しないと体がもたなかった。あちこちのさぼっていた筋肉が動き始めたための心地よい疲れだった。

会場までは最初徒歩で行ったが、健康な人の3倍ほど歩く時間がかかるようになると、運動靴や水筒など重たい荷物の入ったバッグを持って歩いて行くのが辛いと思うようになった。足を引きずりながら歩く会場までの距離がとても遠いと感じる。

「セラバンドのクラス、辞めようかな?」主人に話すと、「それじゃあ、車で行ったら?」と簡単に言う。そこで次回から車で行くことにした。

そんなある日、いつものようにパーキングに車を止め、正面玄関のドアに向かって歩いて行った。

入り口ドアのガラス部分に誰かの姿が見えた。

ひどい歩き方で玄関に向かって歩いている人……私？

その姿に思わず立ちすくんでしまった。

私の足は無意識にクルっとUターンしていた。もうすぐセラバンドが始まる時間だったが、そのまま車に乗って家へ向かっていた。

涙が出た。

セラバンドのクラスには6カ月間のお休みの届けを出した。

6カ月後に股関節が良くなって復帰できる……という保証はなかったけれど。

それでも杖は使いたくない？

いつも出かける時は主人の左腕に掴まって歩くようになった。

なぜ杖を使わないのか？って？

恥ずかしい、カッコ悪い。

誰も見てなんかいない、誰も関心なんか持っていない、気にして見ている人なんか一人もいない……と主人は言う。

最初の頃は主人の左腕に軽く掴まる程度で歩けたが、だんだんと全体重を主人に預けるようになり、買い物に行っても車を降りるとすぐ主人の支えが必要になった。

私の場合、左脚が特に悪いので右に支えてくれる物があると歩くのが楽だった。


そうやって主人に掴まって歩いていたが、これにも限界が。

右手で主人にシッカリ掴まっていても足がもつれてうまく歩けなくなってきたのだ。

私の歩き方はまるで「海面の歩き方」（いや、実際に海面を歩いたことはないが）。

海面に左足を置き、沈まないうちに右足を出す。そして右足が水面から沈まないうちに左足を慌てて出す。

もうこうなったら、杖を使いたくないなんて言っていられない。

折り畳みのできるノルディック用のウォーキングポールを1本、いつでもどこでも持ち歩くようになった。それでも知っている人がいる前では杖をつきたくない。


この杖の使い方を紹介しようと思う。

1本杖の場合、悪い方の脚側ではなく、良い方の脚側の手に杖を持つことが大事だ。

杖は持っているものの杖と脚がバラバラに歩いている感じで正しく使えていない人をよく見かける。いくつかのウェブで正しい杖の使い方と歩き方を紹介しているのでチェックしてみると良いと思う。

私の場合は左脚が特に悪いので、杖は悪い脚とは反対の右手に持つ。

まず右手の杖と悪い左脚を同時に前に出す↓次に痛くない右脚を前に出す。

こうすると悪い左脚を右手に持った杖がカバーするので楽に歩ける。


小さなハンドバッグ。これが重すぎる。

中には財布とキーしか入れていない。それでも重たくて持ちたくない。

普段でもうまく歩けないのに荷物を持つと、もっとバランスを取れなくなって歩きにくくなる。そこで1000円札をピラッと1枚、それから家のキーだけを薄いペラペラの入れ物の中に放り込む。

出かける時、主人が必ず言う。「沢山持つな」と。

最後には私の荷物を全部主人が持つことになってしまうから。


定期健康診断で病院へ行った日の事。

私は杖を持っていなかった。

病院の用紙を持って受付付近に立っている私に、いきなり後ろからぶつかってきた人がいた。

「入り口はアッチーーーー」と言いながら受付入り口の方を鼻先で指した男性。

ブレザーを着た中年の男性の肩パッドの感触。故意にぶつかってきたのは明らかだった。よろけただけで転ばなかったからよかったが、こんな人がいるのか……と信じられない思いだった。

「あんな所に立っているのが悪い」と言っている声が後方から聞こえた。

私が不自由に歩きながらその場を去った時。

車椅子マーク

歩くことが大変になってくると、高速道路のトイレや買い物などでも出来るだけ近い場所に車を止め、歩く距離を少なくしたいと思うようになる。

ある時、高速道路のサービスエリアで主人が車椅子マークの所に車を止めてくれた（我が家の車には車椅子マークが貼ってない）。トイレは目の前だった。

私たちの車がパーキングに入るのをずっと目で追っていた男性がいた。

その表情から「車椅子のステッカーを貼っていないのにそんな所に止めるなよ」と読めた。

私が杖をついて車から出たらスッと顔をそらしたが、その後も背中に視線を感じた。

またある日、病院に行った時のこと。

その日、入り口に近い所は満車状態。そこで車椅子用のパーキングに車を止められないかと杖をつきながら行って係員に聞いてみた。

「車椅子マークがない車は（障害者用のパーキングに）止めることは出来ません」と係員。どうしても歩けない場合はドクターに話してドクターの許可証をもらうと車を止められるという。

車椅子マークを持たない人（車に提示していない人）が障害者用のパーキングに車を止める

と、他の一般の人からクレームが来るそうだ。

そう言いながらも「今の時間は車が少ないので車椅子マークの所に止めても良いですよ」と言ってくださったのでホッとした。


こんなに歩けなくなってくると、どうしてもあの青い車椅子マークが欲しくなる。

あのマークは何処で手に入れたらいいんだろう？

調べてみると、ホームセンターや百均で誰でも手軽に購入することが出来る……と書いてあったので驚いた。

(アメリカでは車椅子マークの所に正式な許可証を持つ障害者以外の人がパーキングすることは法律で禁止されている。違反するとドライバーには高い罰金や懲役。また違反車はトーイングされたりする)


更に調べてみると新たなことがわかった。

青い車椅子マークは障害者のための国際シンボルマークであること。車に貼っていても障害者優先駐車場に優先的に車を止めることが出来る証明書……ということではないということだ。

「車椅子スペースは誰が使って良いのか」という点については各駐車場の管理者や係員によって対応が違っているようだ。

私のように移動に配慮が必要な人には「車椅子駐車場の利用証」というのがあることを知った。

これは障害のある人だけではなく、高齢者や難病の方、けが人、妊婦さんなども含まれるというので困っている人、関心のある人は各市役所に問い合わせてみると良いと思う。

変形性股関節症の場合、身体障害者手帳や障害年金などの交付が可能な場合があるので市役所や、年金事務所などに問い合わせてみると良いと思う。

第5章

やっぱり股関節保存でいきたい

手術への不安

私は両脚が悪くなることなど考えていなかった。

悪い左脚さえ治したらきちんと歩けるようになるに違いない……と思い込んでいた。

手術はしたくない。

私の場合、変形性股関節症の末期なので大腿骨頭を切除し金属などの人工股関節に置き換える手術になる。内緒だが、技術が満たないドクターにだけは手術して欲しくないと思う。

後戻りできないと思うから。そんな大きな手術をし、うまくいかなくて今まで以上に歩けなくなったら自分ではどうすることも出来ないから。残りの人生がかかっているのだから。

人工股関節の手術をしても杖なしでは歩けない人、痛みがある人、痛みが数年後に出てきて手術を後悔している人、そんな話ばかりが耳に入る。手術は不安だ。そしてコワイと思う。


手術後、脚の長さが揃っていない、痛みがある……などは、大丈夫だろうか。

もしも主治医がきちんと対応してくれる人でなかったら手術したことを後悔するだろう。

やっぱりドクターは一番大事。手術する方法もドクターも自分で決めなければ。

だけど……どうやって見つけたらいいんだろう。素晴らしいドクターを。

人工股関節手術で評判のドクターがいるという病院に電話した。

「はい。病院の予約は出来ます。ただ整形外科には何人かのドクターがいますので、患者さんが担当医を選ぶことは出来ない事になっています。担当医が誰になるかは診察日に来られたらわかります」という返事だった。

遠方なのでホテルを予約してから出かけることになるだろう。

私の場合は直ぐに手術という言葉が出てくるような状態。希望の先生でない可能性があるならその病院は断念するしかないと思った。


治療院の事、手術の事、運動の事、体験者のブログなど、いつも股関節に関する物を探している私。情報が欲しい、出来るだけ沢山。

そうした中、延々と読み進めた最後の最後に商品購入になるサイトにつかまった。

股関節の症状を詳しく書き、患者の気持ちに沿うように書かれた文面は股関節の悪い人の関心を得るのに十分なものだった。ついつい時間を忘れ期待しながら最後まで読んでしまってから商品購入のサイトだったことに気付いた。

購入した股関節グッズに骨盤グッズ、サポーターはいくつもある。最初に一生懸命使っただけでいつしか埋もれ忘れ去られてしまっているけれど。

手術しないで治る？

みつけた！　手術しない保存療法だ。

３日連続の診察・リハビリなどがあるというので近くに宿の予約を取った。

初日に股関節のＣＴを撮り、Ｘ線写真も沢山撮った。

両側の股関節が凄く悪くて股関節保存療法は無理……人工股関節手術しかありません……と言われるのではないかと内心ヒヤヒヤ。

「左股関節は前方から撮るとかぶった感じでくっついているけれど、斜め後方からは隙間があります。右は左ほどではないけれど前方からの隙間が少なくなっています。進行性の変形性股関節症です」と言う言葉に嬉しくなった。

「思っていたほど悪くないね。私、まだ頑張れるじゃないの。よかった」と主人に囁いた。

とはいうものの、歩くのはヨタヨタ、モタモタ。元気だけはあるが脚は付いてきていない。

「どうしますか？」と聞かれ、「(保存療法の) 治療をお願いします」私は即座に答えた。

２週間の入院を勧められたが、もう少し治療やリハビリの様子を見てから決めようと思い即答を避けた。

理学療法と作業療法を受けながら「療法士さんがやってくれる内容を自分ではどのようにやったらいいのか」聞いてみると、（療法士さんがするようなことは）自分では出来ない……という返事。ガッカリ。次回の予約はしなかった。

ノルディックのストックを購入。

ノルディック・ウォーキングは2本のポールを使って歩く運動だ。しっかりと力強く安定した姿勢で歩くことが出来るので杖を1本使って歩くよりずっと歩きやすい。

しかし私が一番気にしているのは跛行だった。

ノルディックのストックを使って歩いたら跛行が治るかもしれない……と思ったが、そうではなかった。

今度はどうする？

長い間手術しないで股関節を治す方法を探し続けてきた。

次から次に手術しないでいく方法を見つけては突き進んできた。

行き詰まったら、今度はどうする……次はどうする……。

「手術」という言葉がチラチラと頭をかすめる。

手術したら本当に股関節が治るんだろうか？　普通に歩けるようになるんだろうか？


手術の事、ドクターの事、病院の事、ネットで調べまくる。

手術したら脚が治って何の問題もなく歩けるようになる……というなら手術を考える。でもうまくいかないケースもあると思う。そのうまくいかないケースが自分の身に起こらないとは限らない。

手術して満足しているケースばかりでなく、うまくいかない場合はどんなことが起きるのかも知っておきたい。

そうやって考えれば考えるほど行き詰まり、調べれば調べるほど人工股関節全置換術はしたくなくなってくる。

骨を切って人工股関節を入れるのも怖すぎる！！！

手術して失敗したらどうする。今より悪くなって全く歩けなくなったら……今の状態を維持するよう努めた方が良いのではないか。変形性股関節症と仲良く付きあっていった方が良いのではないか？　このままスローライフに切り替えていこうか？

＊手術後、脱臼の恐れがあるからと言って、正座はダメ、股関節を90度以上曲げたらダメ、和式トイレはダメ、しゃがんだらダメ、床に落ちたものを拾い上げるのはダメなど沢山の動作制限があるなら手術しない方がまだマシかもしれない。
＊私の最大の悩みは跛行。手術しても足の長さが左右違って歩きにくく手術前と同じような歩き方しかできない……というなら手術はしたくない。
手術後「靴にインソールを入れて左右の足の長さを調節してください」などと言われるなら手術はしたくない。
＊ＭＩＳの手術はどうだろうか？
傷口が小さい……というのはすごく魅力だ。でも本当に治って痛みもなくきれいに歩けるようになるんだろうか？
＊手術回数の多いドクター、病院の方が良いんだろうか？
＊手術とリハビリは同じ病院で出来る方が良い。

＊評判の良い有名なドクターならどんなに遠くても手術をお願いした方が良いんだろうか？
＊片側股関節手術後に別の方の脚や膝、腰などが痛むことにならないだろうか？
＊ｉＰＳ細胞などを使った新しい治療法が可能になるのはいつだろう？
それは私のような状態でも待っていたら治療可能だろうか？
＊「治ります。大丈夫です。任せてください」と自信を持って言ってくれるドクターは何処にいるんだろう。
信頼できる相性のいい、素晴らしいドクターをどうやって探したらいいんだろうか？


長く会っていなかった人に偶然出会った。

「どうしたの？　脚」私の歩き方を見て驚いたらしい。

変形性股関節症であることを話すと、

「股関節の悪い人はいっぱいいるよ。身近にもいっぱいいるからね。でも手術したら大丈夫らしいよ。今は昔と違って簡単に治るらしいから」

簡単に治るらしい……という言葉はよく聞く。でも手術を受ける身としては「らしい」という言葉がクセモノに思えるのよね。

第6章

新しい出会い

もうダメ？　保存療法では治らない？

でも、そろそろ私自身も気付き始めている。

もうだめなのかなーーーーと。

頑張っても、頑張っても運動やカイロ、治療院じゃあ治らないんじゃないだろうか。

いくら体操をやっても自分で治すことは出来ない所まで来ているんじゃないだろうか……。

頑張って運動、体操したら股関節が治って普通に歩けるようになり、何もかも皆と同じように出来るというなら私はいくらでも頑張ることが出来る。

でも頑張っても頑張っても自分で治すことは出来ないんじゃないだろうか。


家の中にいる限りはノンビリムードだが一歩外に出ると、うまく歩けない、走れない、早歩きできない、距離を歩けない……とストレスばかり。

もう人工股関節手術しかないかもしれない。

パソコンの前でまた手術の事を調べ始める。

＊手術後確実に杖をつかないで歩けるようになりたい。施設が整っている病院は？

ドクターは？
＊股関節手術後、痛みは？　脱臼は？　こわばりは？　しびれは？
人工股関節手術をして杖なしで歩いている人はどのくらいいるのだろうか。手術に満足している人はどのくらいいるのだろうか。どのくらいの期間で回復して皆と問題なく一緒の行動がとれるようになるのだろうか？　どんな悪いケースを予測しておいたらいいのだろうか？

手術を受けた人の話を聞きたい。喜んでいる人の話もそうではない人の話も……。


「ここなら跛行を治してくれるかもしれない」と思って申し込んだ治療院は11カ月待ち。あと2週間ほどで約束の日だった。

ここまで待ったのに私からキャンセルの電話を入れた。

本当に治してくれるのか……疑問に思うようになったから。その治療方法で跛行が治り問題なく歩けるようになるとは思えなくなったから。

だからといって、まだ諦めたわけではない。股関節保存療法を探すのを止めたわけでもない。

これが最後の保存療法かもしれない

久々の大ヒット。

大阪市の〝ゆうき指圧〟のサイトを見つけた。なぜ今まで見つけられなかったんだろう。

直ぐに電話に飛びついた。本も購入して読んだ。スゴイ！

手術しないで治せるかもしれない。

参考本
大谷内輝夫『股関節痛を自分で治す本』マキノ出版
大谷内輝夫『股関節痛の94％に効いた！　奇跡の自力療法』マキノ出版

私に合った〝ゆうき運動プログラム〟を先生に指導していただいたら股関節も、変な歩き方も治るかもしれない……普通に歩けるようになるかもしれない……約束の日が待ちきれない。

初めてお会いする大谷内輝夫先生。

部屋に入るなり続けざまに沢山の質問。診察台の上でもいろいろ質問しながら私の脚の可動域などをチェック。

そして……「手術をした方が良いですよ」と。一瞬、時間が止まった。シュジュツ？　私の頭の中は真っ白になった。予想もしていない言葉だった。

「もう頑張らないでください。これ以上頑張っていろいろな治療院に行ってもお金がかかるばかりですよ。そのうち腰や背中、膝も悪くなります。私の妻があなたのような状態だったら私はすぐに手術を勧めます」

もう頑張らないでください。……と言われた瞬間、うつむいた私の眼の奥の方からジワーッと湧き上がってきた生暖かいものがポロッと1粒、縁からこぼれ落ちそうになった。

私の場合は脚の可動域が狭く股関節部分の筋肉がとても硬くなっている。頑張って運動しても股関節保存は無理だという。歩き方はこれから更に悪くなってチョコチョコしか歩けなくなる……という。

限界だ……と自分でもわかっている。わかっているけれど手術して治らなかったら……と思うと決断は出来ず、結局手術しない方にすがりつく……という感じできている。何より手術の方向にどうやって向いて行けばいいのかがわからない。

「手術は直ぐに決断しなくても良いので、まず素晴らしい整形外科の主治医を持つことを勧めます。相談してみたらいかがですか？」

「とても素晴らしい先生ですよ。その先生の股関節手術を受けた方に詳しい話を聞いてみてはいかがですか？」

何人かのドクターの名前を教えていただき私は大阪大学医学部附属病院、整形外科の菅野伸彦先生の診察を受けようと決心した。

「手術を勧めます。病院に行ってください」とだけ言われたなら、私は何処の誰を頼ったらいいのかわからなくて途方に暮れてしまったに違いない。

親身になっていろいろアドバイスしてくださる大谷内先生の言葉には優しさがあり温かみがあり、そして思いやりがあった。素晴らしい大谷内先生にお会いでき、アドバイスしていただいたことが、その後の私にどれほど大きな幸せを与えてくれることになるかは、この時はまだ知らなかった。


帰り道、車の中で。

「大谷内先生は患者のことを一番に考えてくれる先生だなあ。他人としてではなく家族だったらどうするか……妻だったら、身内だったら……とアドバイスしてくれるような人はあまりいないんじゃないか？」と主人。

「本当にそうね。『自分の身内だったらこうする』と考えてアドバイスしてくれる方に出会えたことは本当に幸せだわ」

大谷内先生は、ゆうき運動プログラムの改善対象にならない変形性股関節症患者、運動療法をやっても効果が期待できないと思われる患者にはハッキリと手術を勧めているそうだ。私はその代表格だったようだ。

ナビゲーション手術への期待

その後、菅野先生の人工股関節全置換術をされたＨさんという方からいろいろなお話を伺うことが出来た。

手術を否定してきた自分だったので手術の事、入院の事、リハビリの事、手術後の事などＨさんのお話の何もかもが新鮮で、「脚が治る、跛行が治る。歩けるようになる」という希望が湧いてきた。彼女はメール、電話でいろいろ親切に教えてくださった上に、思いがけないことで私が困っている時もなぜかグッドタイミングで連絡をくださり、ヘルプの手を差し伸べてくださった。

「整形外科の菅野伸彦先生はナビゲーション手術で正確、確実な手術をされる」という彼女の話には心から喜び嬉しくなった。

今まで人工股関節手術を考えた時、病院やドクターに関してはいろいろ調べていたが、手術方法に関しては抜けていたのを認識した。

（人工股関節の）設置位置ドンピシャからプラスマイナス10度以内をセイフティーゾーンというそうだ。そこに確実に設置するのはベテランの医師でも難しいそうだが、ナビゲーション手術と確実な技術を持つドクターであれば、ほぼ１００％の確率でセイフティーゾーンに人工股関節を設置できるという。

お会いしたことのない菅野伸彦先生と素晴らしいナビゲーション手術を思い、治ることへの期待で私の心は弾み、「ヤッター」と叫び出したいほどだった。

その後Hさんから、両側同時人工股関節手術をされたIさんを紹介していただいた。

とても丁寧なIさんからのメールには私が知りたいと思っていたことが沢山綴られていて、温かいその文面に感激した。また手術予定の他の方とも連絡を取り情報交換をしていくうちに私の中に根強くあった手術への抵抗は少しずつ薄れていった。

人気の健康講座

大阪大学の中之島センターで健康講座が開かれている……という情報をHさんからいただいたのですぐに申し込みをした。この時は私が最も知りたくて興味のある「股関節疾患の治療から術後の生活まで」というテーマだったので期待して主人と出かけた。

司会進行は大阪大学大学院医学系研究科運動器医工学治療学寄附講座教授の菅野伸彦先生。股関節専門の先生方による最新の治療法や手術のタイミング、手術後のリハビリ、そして手術しない保存療法、最後に質疑応答などがあったので一生懸命メモを取った。

iPS細胞を使った治療のことも話にあった。

実は私はiPS細胞のことが初めて新聞に載ったとき、「出たーーー」と興奮して記事を読んだ覚えがある。いつの日か人工股関節の手術ではない変形性股関節症を治す方法が出てくるのではないか……と心待ちにしていた。

残念ながらその治療法はまだ先のことだそうだ。それに変形性股関節症の誰にでも適応する方法ではなさそうだ。

iPS細胞を使っての治療法が確立するまで待っていることは出来ない。私はイマ、歩けなくて困っているのだから。

股関節保存療法の話は興味ある内容だった。私は痛み止めの薬や注射は使用しなかったものの、その他のカイロやサプリ、運動は一通りやってきている。

手術、手術後、リハビリの話。これが今の私には一番身近で必要な情報だった。

会場は満員。股関節に関する情報を知りたい人がこんなに沢山いるのか……と、驚くばかり。


市民公開健康講座やセミナーはいろいろな場所で開催されている。

病院で活躍されている股関節治療専門の先生方のお話をすぐ近くで聞くことが出来るチャンスはなかなかないので、私はとても充実した時間を過ごすことが出来たと思っている。

ネットなどで変形性股関節症などに関するセミナーの開催日や場所などを調べ、興味のある人は参加してみると良いと思う。

なお参加定員が決まっている場合もあるようなので早めの予約がお勧めだ。


変形性股関節症の本の情報もHさんからいただいた。

ネットや書店で探してもなかなか良い本を見つけることが出来ない私だったので、ここでシェアしようと思う。

参考図書

『名医が語る最新・最良の治療　変形性関節症（股関節・膝関節）』法研　平成24年10月23日第1刷発行

変形性股関節症のナビゲーション手術に関しての治療の進め方、手術の手順などが詳しく書かれているので、読んでみると良いと思う。㊟ナビゲーション手術をしていない病院がある）

菅野伸彦先生のインタビューも紹介されている。

中殿筋を鍛える方法

1　両脚を肩幅に開いて立つ。

2　踵から後方天井に向かって片足を上げる。つま先はやや下向き。
　1日10〜20回程度。

初めて菅野伸彦先生の診療を受ける前夜。

「よかったな。これで脚が治るな」と主人が言った。

よかったと思う。でも人工股関節手術への抵抗は無くなってきているとはいえ、まだ「もしかして先生は手術しない方法を提案してくれるかもしれない……」なんて考えている自分がいる。手術の方向に向かっているのが怖い気がする。

手術のことを言われたとき、その場でお願いすることが出来るだろうか？

その大きな決断をその場ですることが出来るだろうか？……

第7章　決　心

整形外科　菅野伸彦先生の初診

２０１６年3月末、緊張しながら大阪大学医学部附属病院、整形外科の菅野伸彦先生の診察室のドアをノック。普通に歩いてももつれる足は更にもたついていた。

（初診の時は今までの病気の治療や飲んでいる薬の説明が出来るように、お薬手帳などを持って行くと良い。手術する場合、薬やサプリメントはいつまで使っても良いのか、聞いておくと良い）

ドクターと一度お話ししただけで人工股関節手術を決めるなんてことできないのではないか……とずっと思っていた。前夜までそう思っていた。それなのに菅野先生にお会いしてお話しし、そんな気持ちは吹っ飛んでいた。

X線写真を見ながらナビゲーション手術の説明。

正確な角度と位置に患者に合った人工股関節を入れるという手術。「治してもらえる！」と確信した。

私の股関節は左右両方とも手術の必要性がある。

左は大腿骨頭の位置が上方にずれてしまっているそうだ。そのため左脚が短くなっている。片側だけ手術して間をおいて他方を手術する方法があるが、両側同時人工股関節全置換術なら脚の長さを揃えやすいし、手術後のリハビリもやりやすい。麻酔も手術も1回で済む。

コンピューター使用のナビゲーション手術はカーナビのような役目でインプラントを計画通りの正確な位置、角度に設置でき、脚の長さも揃えることが出来るという。

入院期間はリハビリも含め両脚同時手術で3週間予定。

今までどんなに頑張っても、どんなに治療院に通っても治らなかったものが、たった3週間の入院で？　……と、信じられない思いだった。

正確に人工股関節を入れるので動作制限は基本的にはないという。

正座をしてはいけない、股関節を深く曲げてはいけない、落ちたものを拾うような動作はしてはいけない、しゃがんではいけないなど、沢山の「してはいけない」項目があるとビクビクしながら暮らしていかなければならないが、人工股関節を正確な位置にきちんと入れるので心配はないというのだ。

（手術方法や入院期間などは病院によって違うと思う。手術後の制限があるかどうかは手術前にドクターに聞いておくと良いかもしれない）

「骨盤が傾いているかもしれないので手術前に運動して治してから手術した方が良いのでしょうか？」と尋ねると、先生は、「？」という表情をされた。

「骨盤がすでに曲がっている場合は、手術しても脚の長さが違うのはどうしようもないことです」とドクターに言われた患者がいると聞いたことがあるので確認しておきたかったのだ。

もしそうだとしたら手術前に何とかして骨盤の位置を揃えておきたい……と思った。

菅野先生は「逆です。手術してから治すのです」とキッパリ。

骨盤の形や傾きは皆違っているので人工股関節手術前の計画と実際のナビゲーション手術は大事なこと……ということを知った。

このような綿密な事前計画と手術方法であれば、私の脚長差も歩き方の悩みも絶対に解消するだろうと思った。

ＭＩＳの手術はどうだろうか？　切開は小さく傷が目立たない方が良い……と思う。

菅野先生は、「優先順位は、小さく切ることではなく、きちんとした位置、角度に正確にインプラントすることです」……と。

傷を小さくすることを優先してインプラントが正確な場所に入らなかったら元も子もない。

「勿論、必要最小限の切開で正確に人工股関節を入れます」……という説明に納得。

「手術後はすごく痛みますか？」

骨を切る手術なんて受けたことがない、痛みも想像できない。

「股関節手術後は痛くて痛くて……」と言う手術経験者もいるので不安だった。

「大丈夫です。今は痛みをコントロールする方法は沢山ありますから」

その言葉にまた安心をいただいた。

私の一番の悩みは足を引きずって歩く歩き方。脚長差。両脚の長さが揃い、普通に歩けるようになることが私の一番の希望であることを先生にお話しした。

手術の時のアプローチの仕方は幾通りかあるようだ。

水着を着たいので傷が水着から見えないように……と要望する人がいると聞いたことがある。

手術を考えた場合は「何だかよくわからないので先生に全部お任せします」ではなく、自分の希望や要望は手術前にドクターにお話ししておきたい。そしてそれを聞いてくれるドクターであるのがとても嬉しい。


「両脚同時人工股関節手術」は全ての整形外科医が出来るというものではないことを私はあらかじめネットで調べて知っていた。

手術は何度もしたくない。菅野先生ならきっと私の両脚を治してくれるに違いない。普通に歩けるようにしてくれるに違いない。隣で話を聞いていた主人も頷いていた。

とても信頼できて、そのうえ気さくな先生なのでお話しするうちに手術に対する不安が全くなくなっていた。

「問題ないですよ。大丈夫!!」という感じが目の前の先生からピシパシ伝わってくる。

私の心は決まった！

ナビゲーションを使った両側同時人工股関節全置換術は菅野伸彦先生にお願いしよう。絶対に大丈夫！！！

２０１６年６月27日に大阪のＫ病院に入院。菅野伸彦先生執刀のもと６月29日に両側同時人工股関節全置換術が決まった。

手術までにやっておくことは？

人工股関節手術の費用は高額になるので自分が入っている保険が適応かどうかなどを調べてみる。

また入院する病院で費用がどのくらいかかるかを聞いておくと良いと思う。

私は入院する前には高額医療限度額申請手続きをしておいた。支払った金額が自己負担限度額を超えた場合は超えた分が返還される制度だ（私は居住地の市役所に行って申請した）。70歳以上の人は事前手続きが不要。詳細については市役所に問い合わせてみよう。

（市役所から交付された「健康保険限度額適用認定証」は病院窓口で提示すること）

手術日が決まったら後は入院するまで何もない……と油断していたが、まだやることがあった。貯血（自己血貯血）だ。

入院前には1週間に1回、合計4週間で4回貯血のために病院へ行くことになった。

私の場合は両側股関節手術なので、片側だけ手術する人の倍の貯血が必要だった。

貯血とは手術に備え、あらかじめ自分の血液を採って保存しておくことだ。手術の際に使用されるが、使わなかった血液は手術後にまた自分に戻してくれるそうだ。

両脚手術で1回に４００㏄の貯血。４週間で合計１６００㏄。

（片側の股関節手術の人は2週間で2回の貯血。1回につき４００㏄。合計で８００㏄）

貯血は病院によって行わないところもあるので確認しておくとよい。また貯血の量も人により違うことがあるようだ。


1回目、貯血の日。

20分ほどの時間で腕から４００㏄血液を採るのだが、最後の方は脳みそからズーズーと吸い取られているようなイヤーな感じがあった。吸血鬼に血を吸われたらこんな感じかも？

2回目も吸血鬼か……と思ったが大丈夫だった。4回目は何となく体がだるく、採血のデータを見ると、やや貧血状態。


この病気が縁で知り合ったKさんは既に片側人工股関節手術を終えて入院中。

病院の待合室まで下りて来てくださって手術の事、入院の様子などを詳しく教えてくださった。

2回目の貯血終了後は彼女のリハビリの様子を見せていただいた。

そして3回目の貯血の日にはHさんやIさんが病院に来てくださり待合室でお話しすることが出来た。人工股関節手術を何年か前にされた彼女たちからの話に励まされ、進んでいる道が間違っていないと確信。みんなナビゲーション手術を受けている仲間たちだ。

きれいに歩いている彼女たちからは人工股関節手術という言葉はどこにも見当たらない。

まだ知り合って数カ月しか経っていないというのに皆何だかずっと以前からの友達のような親しみを感じ心が温かくなった。

第8章

手術までの日々

一体どうしたんだ？　両側股関節は最悪の状態に突入

手術の予定が入り安心した。と同時に、私の股関節は25年間の中で最悪の状態に突入。今まで頑張っていたあらゆる機能が「もう役目は終わった」とばかりに一斉に放棄したような崩れ方だ。

歩くと両方の股関節に痛みを感じる。以前は適当な運動、体操をすると少し和らげることが出来たのに今は何をやっても効果がない。一体これはどうしたことだ。

夜も脚がだるく重苦しくて寝にくい。

ベッドの中で足を伸ばしゆっくり片足ずつ足首を曲げて上下運動。片脚30回くらい。そうするうちに眠りにつけるといいのだが、なかなかそうはいかなかった。

義母を連れて主人と３人で温泉に出かけた。

「急がんでええで。ゆっくり歩いたらええんやから」振り向きながら義母が言った。

露天風呂への廊下を難なく歩いて行く90歳の義母のだいぶ後から杖をついてヨタヨタと歩いて行く私。

どう見ても、義母を連れて……という感じではなかった。

階段の上り方が前よりひどくなった。

左足を段に乗せ、しばらーくしないと右足を持ち上げ同じ段に乗せることが出来ない。両手で片側の手すりにしがみつき足を持ち上げる感じだ。

家の中でどんなに頑張って歩いても1日1000歩足らず（2本のストックを持って）。ズリズリと足を引きずって歩いているのだろうか、歩いているはずなのに歩数計がカウントしていない時もある。歩幅も狭い。

電車で出かける必要がある時が困る。

駅の階段は上りづらいのでエレベーターを使い、ホームはなるべく歩かないようにする。電車を降りた直後は人の波に巻き込まれないように端に寄り、人が少なくなってから歩く。

誰かに押されたりすると自分の意思とは反対に、そのまま突き飛ばされた方向にヨロヨロ。


脚が痛くて、だるくて夜眠れない。何回も寝返りをうつ。

寝ていて脚がつることが多くなった。水を飲んだりトイレに行ったりするが、またつってくる。脚を揉んでみたり曲げてみたりするけれど余計にキューーッとつってくるので本当に参った。

そのため寝不足気味だ。

左の片足立ちをすると左股関節付近からボキボキボキボキと大きな音がする。この時強い痛みを感じているわけではなかった。

まっすぐ立っているつもりでも体は左の方に傾いている。左の片足立ちは左に傾いてしまうが右の片足立ちは出来ていた。けれども最近は右足が震えて長く立っていられなくなってしまった。

朝、洗顔のため立っていると腰に痛みを感じる。股関節が固定されてしまったような嫌な感じがしてかがむと腰が痛む。

何で、どうして急激にこんなに悪くなったの？

手術が決まっていなくて今から病院やドクターを探す……なんてことだったらどうしていただろうか？

入院準備用品

入院の日はどんどん近づいていた。
病院からいただいた、入院時の持ち物リストに沿って揃え始めた。
洗濯機と乾燥機は病院にあるので、お洗濯は大丈夫。
病院から指定されたもの以外で持っていくと便利な物を書き出してみた。

☑ベッド横のテーブルの上に置く大きめで見やすい時計（寝ていても見えるように）
☑延長コード（コンセントが部屋の下の方に付いている。手術後かがまないでケータイなどの充電が出来るように）
☑コインランドリー使用時の１００円玉沢山（テレビ、ランドリーはプリペイドカードでも支払いできる）
☑洗濯物を入れておく入れ物
☑クッション（手術後、脚の下などに挟むと便利）
☑速乾性のバスタオル（乾燥機に入れた場合、早く乾く）
☑針金製のハンガー（洗顔の際のタオルなどかけておける）

☑スタンド式の鏡
☑洗剤
☑パンツ（フレアーの入ったパンツは傷口に当たらなくて便利）
☑爪切り、耳かき、ボディータオル
☑履きやすく歩きやすいリハビリ用の靴
☑マジックハンド（百均で買える。落としたものを座り込まないで拾える）
☑手術前の採血の際のデータ（手術後も何度か採血するのでデータを比較できる）
☑筆記用具（その日のスケジュールやリハビリ内容などをメモしておくため）
☑本（暇な時に）
☑ドライヤー（病院にあるが私は持って行った）
☑歩数計（歩けるようになると病院内を歩いて自主トレするので）

それから私は入院直前に自分の歩く姿をビデオに撮って残しておいた。ユックリとした動きでしか歩くことが出来ず、体は歩くたびに大きく揺れている。

第9章　入院

病院のラウンジでおしゃべり

手術の２日前にＫ病院に入院。

大部屋にするか個室にするかは入院前に部屋を見せてもらってから決めることが出来る。

まず身長、体重測定。

体重はいつもと同じだが身長が０・５センチ縮んでいるではないか。

股関節が最悪の状態になったから背が縮んだんだろうか。変形性股関節症って背も低くなるの？


入院してから（手術前の）２日間、ラウンジに行っては皆と話を楽しんだ。私の入院した階には人工股関節手術の方が多い。

「両側の同時人工股関節手術をします」と話すと、たいていは、「両側同時？　そんなことできるんですか？」「よく決心できましたね」と驚かれる。

両方の股関節が悪いけれど今回は片側手術をし、後でもう片側の手術をする……と話している方もいた。

「なぜ25年もの長い間手術しないできたんですか？」これもよく言われたことだった。

大きな理由は（通常は）強い痛みを感じていなかったから。

我慢できないほどの強い痛みがあったらもっと前に手術をしたかもしれないが、私はいつでも「痛み」としては感じていなくて「股関節の外側が重だるい」という認識だった。

股関節の痛みというのは、レントゲンに写った股関節の状態と本人が訴える痛みの度合いが比例するわけではないそうだ。

もう一つの理由は、手術以外の方法で治したいとずっと思っていたから。手術で失敗したら……と思うと決断できなかったから。


お話しした人の中には私のように長く変形性股関節症と付き合ってきている人もいるし、比較的早く手術を決断している人もいた。手術の決断をする前に、いろいろな治療院や病院を訪ねている人も多い。また遠方から来ている人もいる。

「股関節が悪いのは私だけじゃないんだなあ」と皆と話しながら思った。

手術1日前

手術してくださる菅野先生から手術の内容を主人と一緒に聞く。
コンピューターの画面には両側人工股関節を入れた状態での画像が映っていた。それを見ながら手術の手順などを説明してくださった。左側は大腿骨頭の位置が上方にずれているので人工股関節を入れる前に骨移植をする必要があるそうだ。骨移植は自分の切り取った骨を使う。左脚は約2センチ、右脚が約1センチ短くなっているそうだが、手術で長さを揃えることが出来ると聞いて安心した。

悪い左側から手術を始め、両方で手術時間は大体3時間とのこと（片側だけの手術の人は約1時間半だそうだ）。
人工股関節全置換術では脱臼や骨折、細菌感染、血栓症などの合併症もあるそうだが、今は先生を信頼するのみ。人工股関節の寿命についても長持ちするようになっているそうなので心配していない。

リハビリルームに行って、手術前の両脚の可動域や筋力測定。

左内股、左ヒップを含め筋肉が落ちているので右に比べると左側の脚は全体にやや小さくなっている。左足のサイズさえも右よりほんの少し小さい。正座はできる。

歩き方のチェック。

「左がぶれる歩き方」で、かなり痛そうに歩いていますね。……とリハビリの先生。

時計を見ながら時間内に何歩歩けるか、またその歩幅が何センチくらいか……というチェックがあった（出来るだけ大股で速く歩いた時の歩数）。

私の場合は急いで歩こうとしても歩けない上に歩幅は狭い（横断歩道を時間内に渡りきれないのも無理はない）。

いただいたリハビリ計画書には手術後3週間で退院の予定とあった。

翌朝に手術を控え、夜中に脚が何度も引きつった。両側股関節がとても悪くなってきた3カ月ほど前からこの症状は続いている。今夜の引きつりは特別にしつこい。

もしも手術直後、動けない状態の時に脚がつったらどうしたらいいんだろう……と思うと恐怖を感じた。

夜中に看護師さんに話しに行ったが、もう手術が目前なのでどうすることも出来なかった。

寝静まった静かな闇の中で。

私はこれまでいろいろな経験をし、悪化していく股関節に向き合ってきた。

手術してくれるドクターは自分で決めた。絶対に治してくれるだろうと確信している。

そのこととは別のところで別の事を考える。

何と今の自分は無力だろう……と。

ここまで来たら、正に〝まな板の上の鯉〟状態。

私の身は今私のものだけれど、明日の朝手術室に入ったらドクターの手の中に。

そのドクターが素晴らしいドクターだとはわかっているけれど、何なんだ、この気持ち。

「やっぱり手術、やめますぅーーー」なんて逃げ出したくなる人、いないだろうか。

今まで支えてきてくれた股関節に「ありがとう」とつぶやく。

第10章

両側同時人工股関節手術

手術当日

２０１6年6月29日（最初のピッとした痛みから25年）、62歳。

朝９時からの一番早い手術。

手術着に着替え、ちょっと緊張しながら点滴スタンドを押し、歩いて手術室へ。

「頑張れよ」

運動会のリレー選手を見送るかのように主人がポンと背中を押した。


手術室の入り口の扉を入ると次の扉があった。

その二つの扉がいつ、どんなふうに閉まったのか全く記憶にない。

初めての手術室。何人もの先生方が一斉に目に入ったが、宇宙服のような手術着は目に入らなかった。

沢山の器械や手術器具が所狭しと並んでいるのかと思ったが中はサッパリとしていた。

一番存在感が強かったのは部屋中央の手術台（？）。

思っていたよりフワフワで柔らかい手術台のマットが心地良かったが、後で考えてみると、手術台があんなにフワフワであるわけないね。

全身麻酔。口と鼻にマスクがかけられたところで視界が白くボヤーッとしてきた。それは景色の中に細かい白い網目が入ってくるような変なぼやけ方だった。

手術中は何か夢を見るんじゃないかと思っていたが何も見ていない。

もしかして意識が飛んで体を抜け出し天井から手術台の上の自分を見ている……なんてことが起こるだろうか……と思ったりもしたが、これも全くナシ。


いきなり目の前にドクターの顔。

「終わりましたよー」「きちんと（人工股関節が）入っていますよ」

あまりに短い時間だったような気がした。手術時間は3時間だったそうだ。

その後ベッドに移され集中治療室に運ばれていったのは所々覚えている。

集中治療室で、気が付いたら吐き気とだるさの中にいた。

時々看護師さんが「手術したところが痛みますか？」と尋ねてくれるが、それより何も吐くもののない胃がキュッと背中にくっつく感じでとても気分が悪い。吐き気が次々に襲ってくる。酸素マスクを外してはオエッとすると、また次のオエッがやってくる。出すものは何もなかった。


体中が大きくガタガタ、ガチガチと震える。歯は、これ以上噛みしめたら噛みつぶしてしまうんじゃないか……と思うほどの強さだ。

「電気毛布を最大まで暖かくしているんですけどね」という看護師さんの声が聞こえた。

そうか私、寒いからガタガタ震えているのか。

集中治療室に入ってきた主人が「大丈夫か？」と声をかけてくれたが、会話をする元気はなかった。

そうだわ。こんなこと手術前に誰も話していなかった。

「手術したら手術したところが痛む」という話は聞いていたけれど、誰も「吐き気がする」とか「ガタガタ震える」なんて言ってなかったなあ……と、手術前の病院の談話室での皆とのやり取りをボンヤリ思い出していた。


喉が渇く。水が欲しい。

午後4時、そして午後7時。まだお腹が正常に動いていないから水はダメだという。

いつの間にか私の次に手術だった人が（集中室の）私の隣に入った。

その向こうのベッドにももう一人入ってきているようだ。

私の隣のベッドはKさん。片側人工股関節手術だが私よりずっと元気。早くから水の許可が出て、面会のご家族と元気に話をされている。オエッもガタガタもない様子。すごいなあ。

夜9時になって初めて水の許可が出た。

いつのまにか体がガタガタ震えるのも吐き気も治まってきたので楽になった。ただ頭が少し痛む。それにしても……手術はやはり安易に考えてはいけない……と思った。

熱が37・7度、37・9度。頭が痛い。氷枕を頭にし、手術した所にはアイスノンが押し付けられている。両足の裏側に取り付けられた血栓防止用のポンプからはシューッという音が規則的に聞こえ適度に足の裏を押してくる。そのお蔭かどうか、恐れていた足の引きつりは起きなかった。

手術当日は血栓予防のため、両方の足首を頻回に上下に大きく動かすことをリハビリの先生に言われていたのでベッドの上で何回もやっていた。

窓の向こうに、観覧車だろうか？

群青色の中に大きな輪が浮かび上がり、上の方の3カ所でパカッ、パカッと赤い電気が点滅している。その近くの四角いビルディングの中の一つ一つの部屋からオレンジの灯り。

何時だろう？

「私、本当に手術したんだろうか？」という妙な感情が湧き上がってきた。何だか夢の中の出来事のような気がする。

股関節の所を触ってみようかな？　と思っているところに、「足、痛みますか？」と看護師さんが声をかけてきた。痛みはない。

やっぱり手術したんだわ、私。

第11章

人工股関節手術後

手術後のリハビリはトイレから

手術の翌日、看護師さんが集中治療室からベッドに寝たままの私を部屋に運び入れてくださった。熱はまだ37・7度。ちょっと頭が痛い。

今日からもうリハビリが始まる。車椅子で初めてトイレに行くというリハビリだ。

片側のベッドガードにしがみつきながら体を起こした。両脚股関節手術をしているので楽ではない。

脚の長さ、揃っている？

一番気になっていることを確認したくて起き上がると直ぐに両脚を見た。

スゴッ、揃っている！

座って両脚を伸ばした先のつま先はピタッと揃っていた。

感激！　すごい！　嬉しい！

あんなに一生懸命治そうと思って運動に体操にカイロに治療院にと頑張ったけれど、治すことは出来なかった脚長差がたった3時間の手術で治っている。

両足をシーツの上で滑らせベッドの下に降ろそうとしたら、ベッドの端から（両脚が）ツッと下に滑り落ちそうになってしまった。手術したばかりの脚の筋肉に力が入らず、コントロールもできず、なんだか自分の脚ではないみたいだ。

片方ずつ手を添えて足をユックリ床に降ろした。


手術した両脚に体重をかけても問題ないと言われたので一人で立ってみた。しかし腰の後ろがくの字に曲がっているような感じがしてシャキッと立っている気がしない。

看護師さんが車椅子を押してくださってトイレへ。車椅子に乗ったのは初めてだ。

手術した股関節側面にはクッションのあるテープが1枚ペタッと貼ってあるだけ。3時間の手術をしたようには見えない。両側股関節に重だるさはあるものの痛みはない。


主人が、使用したタオルなどを洗って面会に来てくれた。主人がこんなことをしてくれるなんて今まであった？

痛み止めは1日2回14日分、血栓予防の薬は晩に1回で10日分。

（薬の量は患者によって違っていた）

寝る時は上を向いて寝る。傷は両側面にあるので片側を向けないのが難点。

体がだるくなってくると自宅から持ってきたクッションを足の下に置いて調節。

手術2日目には一人で車椅子に乗り移り、介助なしでトイレに行く許可が下りた。

3日目にリハビリでうつ伏せの姿勢をする。

「両脚手術したばかりでうつ伏せはなかなか出来ないですよ。スゴイですねぇ。何か運動をしていましたか？」と言われ、ちょっと嬉しくなった。
3、4、5日目はウォーカーになり、歩く練習。6日目に2本杖で歩いた。右側は大丈夫なのに左側股関節付近が重だるい。
上だけ向いて寝ているのが苦痛になってきたのでM先生に、「横を向いて寝ても良いですか」と聞くと、「構いません。大丈夫です。手術したことは忘れてください」と。


7日目には右手の1本杖になった。

朝ベッドの下にペンを落としてしまった。ペンを拾おうと何気なくスッと座り込んでドキッ。両側の股関節手術をしたことを忘れていた。

「ワッ、大丈夫？　脱臼してない？」幸い脱臼は大丈夫だったので安心した。

やっぱり屈まないで拾い物が出来るマジックハンドはあった方がいいかもしれないなあ。

靴下はベッドのヘリに足をかけて履ける。足の爪切りも問題なし。リハビリで正座も膝立ても出来た。

でも歩く時は右側に杖がないと左股関節に痛み、重だるさが入る。

左と右の股関節を比べると、長い間悪かった左は骨移植しているからだろうか、回復が遅いことがよくわかる。


M先生に、傷口はどうなっているのか、テープの下がどうなっているのか聞いてみた。

手術後表面の皮のずっと下の方にある真皮を寄せてきちんと丁寧に縫っている。その糸は4週間くらいで自然に溶けてしまう。下の真皮を寄せて縫うことにより表皮は自然に寄ってきているので上から手術用のテープで止めているだけ。表皮は縫っていないしホチキスで止めることもしていないので抜糸もない……とのこと。

すごい!!

（病院によって方法が違うかもしれないので、手術の前に聞いておくとよいかもしれない）

病院での楽しみは食事の時間

手術後1週間目の体重測定で、みんなは「減った」という中、私は3キロ太った。「病院食をきちんと食べる。毎日完食する」をモットーにしていた私だったので、食べすぎていたのかなあと心配になったが、

「大丈夫。大丈夫。これからリハビリしていくとむくみも取れますから」と看護師さん。むくみだったの？　3キロ分も？

そして1週間後の体重測定日。

体重はビシッと元の重さに。

病院食と言えば……。

私は毎年健康診断で総コレステロールの数値が基準値より少し上回っていた。

これはいったいどうすればいいんだろうかと牛乳を豆乳に替えたりして食べ物に気を付けていたが、いつも総コレステロール値が少し高いという検査結果をもらっていた。

それが3週間の入院後の血液検査でコレステロール値が全く問題なくなっていた。

検査結果のデータを見て、「病院食ってスゴイ」と思った。

その病院食だが……。

野菜がいつもいろいろな料理にタップリ使われていた。それからトーフ、卵、ゴマ、ヒジキなどの他、魚や鶏肉など。

フルーツをもっと食べたいなあと思っていた時、コロコロのおいしそうなブドウが朝食に出た。隙間がないほどにビッシリと粒が入ったあまーい一房のブドウは病院と外の世界を繋ぐ架け橋のように思えた。

毎日3食、食事の準備も片付けもない病院生活に感謝。

手術後の検査

血栓の超音波検査（血管エコー）は手術前、手術後、その後も何回かあった。

ゼリー状のものを脚の付け根の辺から太もも、膝の下の方、太ももの後ろの方などに塗って検査していくものだ。初めての検査の時検査の先生に、「血栓は、見たらあることが自分でわかるものですか？」などと質問してしまった。

血栓は見ただけではわからないそうだ。

血栓症は人工股関節全置換術のリスクの中の一つ。手術後下肢を動かせないので血流が悪くなり血栓が出来てしまう。それを防ぐには手術直後から足首の曲げ伸ばしをして血流を良くすることが大事。それから歩くことだそうだ。

脱臼も人工股関節のリスクの一つ。

ラウンジでお会いした方が脱臼の話をしてくださった。以前に人工股関節手術をされた方だった。

「ステキな椅子があったので座ろうとしたらバランスを崩して椅子から落ちてしまった。落ちた瞬間激痛で動けず、人工股関節がダメになってしまったことが自分でもわかった。

それ以来フカフカのクッションなどには絶対座らないようにしている。座る時は気を付けた方が良いですよ」と。

脱臼しないように気を付けなければいけない……とよく聞くけれど、こんな体験談を聞くと気を付けなければ……と気が引き締まった。

骨密度測定装置による骨密度の検査は手術前と手術してから2週間後に行われた。

以前別の病院での健康診断では足にジェルを塗って簡単に調べる検査だったが、ここでの骨密度検査はもっと正確にわかる器械を使っての測定だった。

ベッドに寝ると器械が動いてきて検査が始まる。20分ほどで腰椎と股関節部分の骨密度を測り、「若い人と比較した値」と「同年代と比較した値」がデータに出る。

これにより骨粗鬆症や骨折の危険性を測定できるそうだ。

手術以来、看護師さんが1日に何回も部屋に来られて「手術した所を見せてください」と言う。とは言っても傷口にテープが貼ってある状態で……だが。

腫れていないか、化膿していないかなど常に気を付けてくださっているようだ。

何回も見せなければならないので手術後は少し大きめの余裕のあるズボンやパンツがお勧めだ。

朝と夕方の2回、アイスノンを取り替えに来てくださるのはとてもありがたかった。タオルで巻いたアイスノンは手術した所に押し付けるとヒンヤリととても気持ちが良かった。

手術の2週間後、ピッタリと手術した所に貼られたテープが取り除かれた。

傷口はとてもきれいでビックリ。

出来ることがどんどん増えていく

初めての入浴は、術後2日目に介護付きで。車椅子で風呂場に入るなんて初めてなので戸惑ってしまった。1本杖になると一人でお風呂に入れるかどうかのチェックがある。私は2回目からは一人で入浴する許可が出た。

自分で出来ることが増えてくるので廊下で歩く練習をしている皆の表情もとても明るく感じられる。

私は術後2週間で、杖をついて少し休みながら1000歩、歩いた。右は大丈夫だが左股関節にはまだ重だるさがあった。

1階の通路の端にあるアイスクリームの自動販売機。そこまで歩く練習をして行っては販売機の中を覗きこむ。目を付けているのはナタデココのアイスクリーム。そして、「退院の時には杖なしでこの通路を歩いてこよう。絶対ここにあるナタデココアイスクリームを食べるぞ」

ある時、その話をしたら、「アッ、そのアイスクリーム知っています。私もそう思っています」と同感してくれる仲間がいて嬉しくなった。

リハビリは通常は毎日約1時間。担当のリハビリの先生がついて指導してくださる。回復具合に合わせて自主トレの方法も教えてくださる。

最初は車椅子、続いてウォーカー、杖……となって退院の頃は杖なしで歩く練習も。

「寝ていてはダメ。筋肉を作るためにも歩いた方が良い。ただ立っているだけでも違いますよ」と病院内で知り合った方に言われた。

そこで私は時間がある時は歩く練習をするようにしていた（左脚の回復が遅かったので右手に杖をついて）。


ある日、病院の通路を「杖なし」で歩く練習をしている人を見かけた。

昨日まで杖で歩いていた彼女。私より1日遅く片側人工股関節手術をした人だ。

リハビリの先生から杖なしで歩くことの許可が下りたそうだ。

1人で歩いた時「すごく感動した」と嬉しそうに話すのを見て羨ましく思った。

杖がなかったらどんな感じ？　部屋でコッソリ杖なしで歩いてみた。

やっぱり左が問題だなあ、ちょっと重だるい痛みがある。右は大丈夫だけれど。

「患者の中で一番きれいに歩いている模範生」と目標にしている人がいた。

彼女は片側人工股関節手術をし、リハビリをして杖なしで2週間後に退院された。

彼女に「どうやって歩くんですか？　どこに力を入れるんですか？」と聞いた時、「両足が地面を踏んだ時きちんと地面に体重をかけることに気を付けている」と教えてくれた。そう言われて気付いたことがある。

私は左股関節が長い間悪かったため、体重を充分に左に乗せないうちに右足を出していた。左は地面にきちんと体重をかけていないということだ。

その癖は手術後も残り、リハビリの先生に、「左足が着地した時すぐに右足を浮かさないように」と注意されていたのだった。

もう一つ気になるのは、歩いている時に膝が内側に入ること。

私の場合、足先と膝が一直線になって外の方を向くように歩いているつもりでも、よく見ると膝が内側に入っていたりする。これを何とか治さなければ……。

退院後の日常生活は、全部がリハビリです……と聞いた。

退院後はリハビリのために通院する人はいないという。

ということは入院中気になっている事や問題点などがある場合は、しっかりと主治医やリハビリの先生に伝えておく必要がある。脚の調子が良くないのに無理して退院を急ぐと後で自分が困るかもしれない。

もしもあまり良い状態ではないまま退院することになった場合は、退院後に通える家の近くのリハビリセンターなどへの紹介状をもらおう……と私は考えていた。

退院が近くなっているある日。

リハビリ室の練習用の階段ではなく本物の階段を上ってみようと決心して、私は病院の1階までエレベーターで下りた。

手術前は手すりに掴まっても一段一段交互に足を運ぶことが難しかった階段。幸い誰もいない。

階段の下から上を見上げ、大きく息を吸う。

右手に杖、左手は手すりに掴まってゆっくり上ってみる。1段上って両足を揃え、また1段上って両足を揃える。

スゴイ、上れた！

今度は右手に杖だけ持って足を交互に1段ずつ上ってみる。

スゴイ！　出来た！　手術前はあんなに大変だったのに。

次は杖も手すりも使わないで上ってみた。

やった！　12段。出来た！　出来た！

私のように手術まで長い間我慢してきた人と、比較的早期に手術を決断した人では長く我慢してきた方が回復に手間取っているような気がした。

歩く練習は筋肉痛との闘い。

そういう時の皆の「お助けマン」は、処方の貼り薬だった。

みんな筋肉痛のある所に貼ってセッセと自主トレしている。そんな彼女たちを見て「私も頑張ろう！」と気合を入れる。

杖をついて退院できますね

「この調子なら予定通り3週間の入院で杖をついて退院出来ますね」とリハビリのO先生。

ショック。

私の大きな目標は〝杖なしで退院すること〟。

そう訴える私に、杖を持たないで歩けるかチェックをしてくださった。オッケーであれば、これからは杖なしでリハビリでき、杖なしで退院できるはず。

リハビリの先生の前でいつも持っている右手の杖を外して歩いた。

右脚は大丈夫。でも左は重だるさがあって杖があった方が楽に歩ける……とは思ったが、リハビリの先生に悟られないよう平気そうに歩いて見せた……が、バレていた。

「無理はしない方が良い。それより杖を使ってきちんと歩く練習をした方が良いですよ」と言われてしまった。


人工股関節手術には「旬の時期」というのがあるそうだ。

変形性股関節症は手術をしないからといって直ぐに命に関わるようなことはない。

けれども手術には丁度良い適頃というのがあるそうだ。

私の手術の時期は……旬を過ぎて薹が立っていたのかも。骨移植するほどにならないうちに手術していたら、もっと早く回復していたんだろうか？

股関節仲間たちのハートは温かい

ラウンジで同じように股関節の悪い方や、すでに手術を終えリハビリをしている方たちと話をするのはとても楽しかった。長い間ずっと友達で仲間だったような気がして話が弾んだ。

股関節の悪い沢山の人たちがどれだけ股関節保存を望み「痛みが取れる、ビッコが治る」というカイロ、病院、治療院を頼りに、手術したくないと思って頑張っていることか。

皆と話をしていると、皆も私と同じように大変な時期を過ごしてきていたんだなあ……と余計に親近感が湧いてきた。

「でもいろいろやってきたけど変形性股関節症は本当に末期になったら運動や体操じゃ治らないことがわかったね」誰かが言った。

「ホントねー」と皆が頷いた。

手術後の吐き気とガタガタ震える、熱が出るなどの症状は手術した皆が訴える内容ではないこともここでわかった。吐き気も震えも全くなかったという人もいる。

手術後治っていく過程も、それぞれ人によって違うしリハビリの進度もその人その人によって違う。

夜に、両側人工股関節手術をこれからするという人と話をした。レントゲン結果では末期……と言われ、「変な歩き方をしている」と友達に言われていたけれど、今まで手術しなかったのは「痛くなかったから……」と明るく笑う彼女。

私も同じ。

痛くない、我慢できる痛み……だったからこそ25年も過ごせたのかもしれない。

ということは、痛くない、我慢できる痛み……の変形性股関節症の人はドクター（素晴らしいドクターに限る）と相談しながら最も良い治療方法を考え、手術を決める場合は旬の時期を外さないようにする……ということか。

杖なしで退院

両側同時人工股関節手術とリハビリをして3週間。待ち遠しかった退院の日。荷物をまとめ挨拶を終え、精算を済ませ……その日、退院の誰よりも早く迎えに来てくれた主人と待合室横の通路を歩いてパーキングへ向かった。杖は使わないで退院。外の空気がなんと爽やかなことか。

3週間の間に木々の葉は濃い緑に枝いっぱい広がり、セミの声がうるさいほどに夏を告げていた。

ああ、やっぱりいいなあ……外の空気、空の色。車の騒々しさまでもが懐かしい。

あっ、シマッタ！　待合室の端の自動販売機でアイスクリーム買うの忘れた！　退院の時に絶対食べるぞ……と思っていたナタデココのアイスクリーム。

第12章

退院してから

退院5日後、車の運転クリア

一人だけで運転し近くのスーパーに買い物へ。

ドライビングに必要なのは主に右足でのブレーキとアクセルの操作。難なくクリア。

店内での買い物も問題なく、購入した食料品などの重たい荷物は主人に家の中に運び入れてもらった。


入院前にビデオを撮ったが、退院後の歩き方もビデオに撮ってもらった。

比較すると、歩くスピード、歩幅が大幅にアップ。跛行もなくなっている。

入院直前と退院直後の歩き方のビデオは比較できるので、皆にもお勧めだ。

退院2週間後

退院後、初めて主人と実家に車で行った。5時間半のドライブ。高速道路のサービスエリアで、あれほど車椅子マークの所に車を止めたい……と思っていたのに遠くに車を止めても全く気にならなかった。階段も大丈夫。ただ転ばないようにと気を付けて。

両方に杖を持った女性とトイレ付近ですれ違った。付き添いの人が心配そうに寄り添っている。両股関節が悪い歩き方……とすぐにわかった。一歩一歩と殆ど前に進んでいない。右足にも左足にも十分に重心がかけられない様子でバランスが取れず、歩くのがとても大変そう。手術前の私の歩き方にとてもよく似ていた。

声を掛けようかな……と思ったが出来なかった。

その人はもしかしたら手術した人かもしれない。もしかしたら手術しない……と決めている人かもしれない。

その人が手術の情報を求めているかどうかはわからない。もしかしたらソッとしておいてほしいと思っているかもしれない。

実家に到着。

両親は脚が良くなってきちんと歩いている私を見て、とても喜んでくれた。

「何ともねぇだか。良かったなぁ」と父。

「よかったなあ。良い先生で」91歳と87歳の父母の嬉しそうな顔。

そして、「よかったなぁ。先生のお蔭だなあ。もうけたなぁ」と母がシミジミと言った。

あのまま手術しないでいたら歩くことが出来なくなってしまったかもしれないと考えると、良い先生に出会ったこともその先生に手術していただいて問題なく歩けるようになったことも「もうけた」ことだと言う。

「もうけた」という言葉にこんな使い方があるなんて……。

でも本当にそうだわ。私は菅野先生に両脚を治していただいたことで、これから先の自由に歩ける人生をいただいた。これから先何でもできるという可能性もいただいた。

走った！

「アッ、走った！」と主人の声。

「エッ、私、走った？　ウワッ、私走れた」

向こうで鳴っているケータイを取ろうとした時のこと。退院17日目。

手術前走ることが出来なかった私は受話器を取るまでにかなり時間がかかり、電話の前に着いた時は呼び出し音が終わってしまっていることが多かった。

走ろうとしても走れなかった私。走ることさえも忘れていた私が、どうやら無意識に電話口まで小走りしていたようだ。

「ちゃんと体重を支えられるようになってきたんじゃないか？」と主人。

嬉しくて何回も家の中を走ってみた。

手術10カ月前の花火ツアー参加を思い出す

手術10カ月前、私は主人と土浦の花火大会ツアーに参加した。

私はこの時、美しい花火の思い出以上に、悪くなってきている脚でツアーに参加することの大変さを思い知らされた。


長年悪い左股関節と痛み始めた右股関節ではあったがツアー参加に問題はないだろうと思って申し込んだ。皆と一緒に行動するツアーは連れて行ってもらえるから楽……という安易な考えがあったのだが、実は大きな間違いだということが直ぐにわかった。

新幹線利用で、大きな駅の構内を歩くことの大変さを知った。とにかく中が広い。人が多い。歩く距離が長い。人にぶつかる。団体行動なので一人だけエレベーターを探して別行動するわけにもいかない。


何より皆の歩くスピードがあんなに速いなんて考えてもいなかった（私の歩き方が遅いことは知っていたが、これほど皆に遅れるとは思っていなかった）。

ツアーでは新幹線の最後尾で降り、構内を延々と歩き、やっと東京駅の外に。

駅の外に出たらバスが待っているだろうと思えたからそこまで歩いて行けたのだが、バスはどこにも見当たらなかった。先頭を行くバスガイドさんの歩くスピードに私以外のツアーの仲間は荷物をコロコロと引きながらおしゃべりしつつ余裕で付いて行く。

彼らの姿がズーッと先の一つ目の交差点を過ぎ、二つ目の信号を右に曲がって見えなくなってしまった。それを目で追いながら、体も脚も追いついていけないでいる自分。

全ての荷物とハンドバッグまでも主人に持ってもらいノルディックの2本のストックだけを頼りに必死に追いかけた。みんなに追いつこうと大粒の汗を拭く手間も惜しみながら一生懸命歩いているつもりだが、歩幅が狭く気持ちだけが先を行く。彼らの歩きは競歩大会のレース中のスピードのように思えた。

長く歩けば歩くほど皆との距離が離れ、焦れば焦るほど足がもつれてくる私。

「このバッグの上に乗るか?」主人が、引いていたキャリーバッグを指しながらジョークを言ったが、「本当に出来ることならその上に乗っかって引きずって行ってほしい」と思ったくらいだ。

幸いもう一人のツアーガイドさんが一番後ろの私達に付いてくださったので、どうにかバス乗り場までたどり着くことが出来た。すでに皆乗車して最後の私たちを待ってくれていた。

バスに乗ろうとして気付いたのはバスのステップの高さ。

1段目のステップまで足が上がらないではないか。ハンドレールだけを頼りに思いきり腕で体を持ち上げた。

花火会場はとても混雑していたがガイドさんがいろいろ配慮してくださったので花火を楽しむことが出来た。また会場への満員の連絡バスではツアーの仲間の一人が座っていた席を私のために譲ってくださった。何気ない優しさや心遣いをいつも感じ嬉しく思うと同時に、皆に気遣ってもらわないと一緒の行動がとれなくなっている自分に驚いていた。

翌日からの観光では杖をつきながら転ばないようにと足元だけを見ながら歩いた。ガイドさんの説明が始まる時、彼女の近くで話を聞きたいのだが、これが難しい。歩くのが遅いために近くに行った時には話は終わってしまっていた。

それならば……と、ガイドさんの出来るだけ近くにいることに。話を聞き終えたと同時に誰よりも早く歩き始め、次の説明の場所に一番早く到着する作戦だ。

パーフェクトと言いたいところだが、そうはいかなかった。

すぐに皆に追い越され瞬く間に距離が離れ、次の説明場所に到着した時にはまた最後の一人。トイレに行くのも歩くスピードが遅いので最後。そうすると土産を見て回る時間も、ゆっくり写真を撮っている暇もない。

この時初めて「この脚では私はもう旅行ツアーには参加できない」と悟った。
これが手術10カ月前の様子だ。

退院20日後の花火ツアーの違い

両側人工股関節手術をし、退院20日で参加した琵琶湖の花火大会ツアー。

花火も十分楽しんだが、それ以上に歩けることがどんなにスゴイことか……手術してよかった……と心から思った。

ノルディックの片方のストックは混雑で人にぶつかられた時の転倒、脱臼防止用。

手術10カ月前の土浦の花火大会の時歩けなくて困ったことが頭に浮かんだ。

ツアーバスを降り、右手に持ったストックを地面に突き立てた。

エッ？　左脚がズィッと前に進む。そして反対の脚も軽くサッと出た。

信じられない。脚が悪くなってからは人に追い越され、また追い越されるばかりだったのに、今歩いている人に追いついて追い越すことが出来る。

皆が歩いているペース以上の歩幅でグッグッと前に進むことが出来るではないか。

スイスイ歩いている自分が信じられなくてもっともっと人を追い越して行きたくなった。

驚いたのは私の後ろにいた主人。

「どんどん歩いて行くから昔みたいに１００人抜きをするつもりかと思った」と。

一番大きなThank youはドクターに

手術前と手術後の変化。


*手術前、ベッドから降りると1歩目でカクッと左側に体が傾いていたが、それがない！　スムーズに歩けることがスゴイ。

*仰向けに寝て両足を伸ばして揃えた時、左右のつま先が揃っているのがスゴイ。

*トイレで便座に座り、両膝の位置が揃っているのがスゴイ。

*階段を上る時、足を交互に出し一歩一歩順番に上って行くことが出来る。

*坂道の道路が歩けなかったのに歩ける。

*来客のとき、あまり待たせないで玄関に出ることが出来る。

*電話口までサッと歩いて行ける。

*隣家のポストに町内の連絡物を持って行くのが容易に出来る。隣家のポストまでパッパッと歩いて10歩ほどだったなんて信じられない！　こんな距離で困っていたなんて。

*荷物を持てる。両手に物を持って歩くことが出来る。

*本屋さんに行ってもショッピングに行ってもあちこち自由に見て歩くことが出来る。

＊家の中でいろいろなものに掴まらなくても歩ける。
＊立っていてズボンに脚を通すことがやりにくかった。特に左片足立ちして右脚にズボンを通す時。でも今は出来る。

歩く、歩けるってことはスゴイことだと今思う。体重を乗せて2本の脚で歩くことはホントにスゴイ。2本足で歩く人間がスゴイと思える。

思ったことが直ぐに行動に移せ、何でもやりたいことが出来ることに感謝。

そして変形性股関節症を治してくださった菅野先生に一番の感謝。

よかった、歩けるようになって

91歳の義母と久しぶりに買い物に出かけた。

「勝った！」と思ったら思わず頬が緩んでしまい、慌てて悟られないように頬の筋肉を戻した。気付かれたかな？

歩数計をつけていつも頑張って歩いている義母には歩数も歩き方も歩く距離もかなわなかった。私の方が若いのにカッコ悪いなあ……と思うけれどどうすることも出来なかった。

義母が突然振り向いて、

「歩けるようになってよかったなぁ」と言ってくれた。


靴売り場を通ると靴が一斉に私の方を向いてアピールしてくる。手術前はどの靴も知らん顔していたのに。

それらのどの靴を履いても違和感がなく問題なく歩ける。

手術する前に靴売り場で一生懸命探していた魔法の靴はもう探す必要がなくなった。

最も嬉しかったのは２０１５年11月24日に生まれた孫を手術後一人で持ち上げ抱くことが出来たこと。

（手術前は、座っている私の所に赤ちゃんを連れて来てもらい、抱かせてもらっていた）

小さな重みがとても愛おしくカワイイ。

手術後もドクターとは一生のお付き合い

２０１６年9月5日。

手術後初めての定期検診で大阪大学医学部附属病院の菅野先生の所へ。手術後２カ月半。

「左股関節付近の霜降り肉はまだ完全ではないですねえ」サラリと菅野先生。

長年の股関節不調ですっかり落ちてしまっていた私の左霜降り肉は回復にまだ時間がかかりそう。右脚は大丈夫だが左側は長く歩くと重だるくなる。

大体毎日４５００歩くらい歩くようにしていることを話すと、「1日６０００歩くらい歩いてください」と。

ヒェーーー。ろくせんぽー。

これから先も定期検診で股関節の状態をチェックし、その時の状態に合ったアドバイスをしてくださるだろうと思うので、とても安心だ。

体操して、運動して、ウォーキングして……それから脱臼にも気を付けて、これからも歩ける毎日を大事にしていこうと決心した。

病院を選ぶ時の参考までに。

＊手術後の動作制限がない（きちんとした位置と角度に人工関節が入っている）。
＊再手術もできる。

もう一つ、ドクターとのお付き合いがずっと続くことも頭に入れておいた方が良い。手術したらそれでオワリではない。

手術後3カ月、6カ月、そして1年ごとの定期健診での経過観察。これから先もお世話になる、一生のお付き合いをしていくドクターはいつでも頼れる存在で、手術後治っていく過程でも何か問題が起きた時でも患者にとって大事な人なのだ。

大雪山の紅葉

手術後4カ月の2016年10月末。

北海道大雪山の紅葉を見たくて主人と旅に出た。

伊丹空港から新千歳空港間は飛行機。人工股関節が入っているのでセキュリティーチェックで引っかかるだろうな……と思っていたら、やはりその通りだった。

チェックの所で両側股関節に人工股関節が入っていることを保安検査員に口頭で伝えたが、何の効果もなかった。

赤ランプが点灯。

検査員による金属探知棒を使った念入りな検査。

股関節でピッ、膝でピッ、なぜか背中でもピッと音が聞こえた。

「股関節手術したところを触ってもいいですか」と聞かれ、検査員がタッチしたのは両側鼠蹊部。手術したのはそこじゃないんだけど……と思ったが、マッ、いいか。

人工股関節手術をした場合、金属が入っているので空港のセキュリティーチェックで引っかかる可能性は大きい。ドクターから、診断証明書を書いていただいて旅行の時に持って行く方法があるが、自分でも説明できるようにしておくことが大事だ。

大雪山旭岳は快晴だった。

姿見の池コースは旭岳ロープウェーを降りた所から始まる別世界。オレンジ色に染まったナナカマドの葉の中にカワイイ真っ赤な実。池に映る旭岳は絵のように美しかった。初冠雪の3日前だったことが後でわかったが、紅葉は最高にきれいだった。ノルディックの2本のストックを使ってトレールを難なく歩き、坂道も石ころの道も気にせず9000歩近く歩いた。手術前の自分だったら絶対に歩けないとわかっていたので計画さえしなかった旅行だ。

あの日旭岳で私が歩いているのを見て、「両側同時人工股関節手術をした人、しかも手術してまだ4カ月」と気付いた人がいるだろうか？

手術後初めてのゆうき指圧

退院後6カ月を過ぎてしまったが、ゆうき指圧の大谷内先生を訪ねた。

丁度2人の方が終わって帰るところで、私が玄関のドアを開けた途端、先生の笑顔が飛び込んできた。それがまるで家族が帰ってきたような親しみのある優しい笑顔だったので、私の後ろに家族の方がいらっしゃるのかな？　と思わず振り返ってしまったほどだ。

「治って良かったですね」と自分の事のように喜んでくださる先生に、またまた感激。

幸運の女神様をキャッチ

「もっと早く手術していたらよかった」とは思っていない。

もっと早かったら手術をしてくださった菅野先生にお会いすることが出来なかっただろうから。ナビゲーション手術にも出合わなかっただろう。

「運が良かった」と簡単に言ってしまうのは勿体ないくらいに沢山の出会いがあり、歩ける幸せをもらい良い結果へと繋がっている。


幸運の女神様は誰の所にもソッと近づいてくるという。

前髪だけあって後ろ髪のない幸運の神様。

幸運の女神様は前から来た時に前髪を捕まえなければならないそうだ。横を通って後ろ向きになったときは後ろ髪がなくハゲているのでもう捕まえることは出来ないという。

問題は、幸運の女神様が通る時「私が幸運の神」とは言ってくれないこと。

いつ本物の幸運の女神様が通っているのかわからないのが困る。

多分、後になって「よかった」と思ったら、それが女神様の前髪をしっかり捕まえたということなのだろう。

おわりに

人工股関節手術は最後の最後に考えること……と思ってきた。

自分で出来る限りのことをやってダメだったら手術を考えればいい……と考えていた。

しかし現実は何をやっても治らないのに……それでも股関節保存療法を探していた。

いつ、どんなタイミングで手術を決断するのか、わかっているようでわかっていなかった。

手術をお願いするドクターもどうやって探したらいいのかわからなかった。


自分自身ではどうすることも出来なくなった時、沢山の方たちに助けていただいた。親切な方たちが手を差し伸べてくださった。

最初の左脚のちょっとした痛みから数えると25年後に私は手術を決断した。

手術をしてこんなに早く歩けるようになるなんて。しかも最大の悩みだった跛行が治るなんて……今でも信じられない。

手術前に出来なかったことは今、全部できる。それが本当に嬉しい。

「よかったなぁー、治って」と皆に言われる。

「よかったなぁー、治って」と1日に何回も思って感謝しているのは、実は私。

あの時、高速道路のサービスエリアのトイレの前ですれ違ったあの人、○○で出会って話したあの人、痛みのためヒアルロン酸注射を何本もしてもらっていると言っていたあの人、介護している人がいるから早く帰らなくちゃ……と言いながら股関節を治そうと頑張っていたあの人、内緒だけど二つの病院の治療に行っている……と言っていたあの人……今頃どうしているだろう。

変形性股関節症は良くなっているだろうか？　問題なく歩けるようになっているだろうか？

「手術する日が決まっているけれど不安でまだ迷っている」と言っていたあの人。

「ドクターに迷っているのか、手術方法に迷っているのか、手術そのものに迷っているのか、いろいろあると思うけれど、私だったらもう一度ドクターを探してセカンドオピニオンを受けるだろう」と話したけれど、その後どうしているだろう。

ナビゲーションを使った人工股関節全置換術。その手術を菅野伸彦先生にお願いできたことは私の一番の幸運。

自由に歩けるようになり、どこにでも行くことが出来、何でも出来るようになり、今まで躊躇していたことが可能になって人生が変わってきました。縮まるばかりだった行動範囲が大きく変わってきています。

先生には心から感謝しています。本当にありがとうございました。

頑張って手術しない方向に必死で向いていた私に、「頑張らないでください」という言葉をくださったゆうき指圧の大谷内輝夫先生、あの言葉が私のターニングポイントでした。沢山の温かいアドバイスを本当にありがとうございました。

K病院のM先生、リハビリのO先生、検査の先生方、優しい看護師の皆様、ありがとうございました。

入院、手術、その他に関していろいろアドバイスをくださったHさんの細やかな気遣いにとても感謝しています。本当にありがとうございました。

この病気で得た友達や仲間との交流、Iさん、Kさんとのお話や情報交換も本当に救われました。

気にかけながらずっと見守ってきてくれた友達、両親、家族のみんな、みんな、みんなありがとう。

今まで一緒に私の変形性股関節症に付き合ってきてくれた夫、憲嗣にありがとう。

変形性股関節症の悩みは人それぞれ。

またその人を取り巻く環境や状況等でもどうするかの判断は変わってくるだろう。

誰かにとって良いことが他の誰かにとってはそうではないこともあるだろう。

治すための良い方法が他にあるかもしれない。

出来るだけたくさんの情報を集め、どうするかは自分で決めることが大切かもしれない。

私の25年間の経験が誰かの知りたい情報であったら……とても嬉しいと思う。


どうぞ皆様も幸運の女神様の前髪をキャッチ出来ますように。

松本由美子

2018年2月

参考図書

杉山肇ほか『名医が語る最新・最良の治療　変形性関節症（股関節・膝関節）』法研
大谷内輝夫『股関節痛を自分で治す本』マキノ出版
大谷内輝夫『股関節痛の94％に効いた！　奇跡の自力療法』マキノ出版
ピート・エゴスキュー『痛み解消メソッド　驚異のエゴスキュー』（越山雅代訳）ＫＫロングセラーズ
礒谷圭秀『理にかなった整体　ひとりでできる礒谷療法』たにぐち書店

本書では私の経験を通じて知った事、考えた事など個人的な思いを表現しています。

不適切な表現があるかもしれませんが、差別的、利害的な意図はありませんのでご了承ください。

読者が変形性股関節症とどのように向き合っていくか考える時の参考にしていただけると幸いです。

松本　由美子（まつもと　ゆみこ）

1953年11月に山梨県北杜市に生まれる。1985年から２年間、夫の転勤で息子たちを連れアメリカへ。1993年から再びアメリカ転勤。夫のリタイヤ後、2014年に帰国。夫、長男夫婦、二男夫婦、三男、二人の孫。

こうして治った変形性股関節症

2018年２月15日　初版第１刷発行

著　者　松本由美子
発行者　中 田 典 昭
発行所　東京図書出版
発売元　株式会社 リフレ出版
〒113-0021　東京都文京区本駒込 3-10-4
電話（03）3823-9171　FAX 0120-41-8080
印　刷　株式会社 ブレイン

ISBN978-4-86641-134-7 C0095
Printed in Japan 2018

ご意見、ご感想をお寄せ下さい。

［宛先］〒113-0021　東京都文京区本駒込 3-10-4
東京図書出版